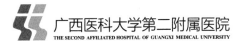
广西医科大学第二附属医院
THE SECOND AFFILIATED HOSPITAL OF GUANGXI MEDICAL UNIVERSITY

儿科学
见习指导

广西医科大学第二附属医院　编

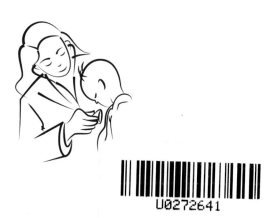

U0272641

广西科学技术出版社

图书在版编目（CIP）数据

儿科学见习指导 / 广西医科大学第二附属医院编 . —
南宁：广西科学技术出版社，2022.11
ISBN 978-7-5551-1859-6

Ⅰ . ①儿… Ⅱ . ①广… Ⅲ . ①儿科学—实习—医学院
校—教学参考资料 Ⅳ . ①R72

中国版本图书馆CIP数据核字（2022）第210949号

儿科学见习指导
ERKE XUE JIANXI ZHIDAO

广西医科大学第二附属医院　编

策　　划：李　姝　袁　虹　　　　　责任校对：夏晓雯
责任编辑：袁　虹　黎　坚　　　　　责任印制：韦文印
装帧设计：韦娇林

出 版 人：卢培钊　　　　　　　　　出版发行：广西科学技术出版社
社　　址：广西南宁市东葛路 66 号　邮政编码：530023
网　　址：http://www.gxkjs.com

经　　销：全国各地新华书店
印　　刷：广西民族印刷包装集团有限公司
地　　址：南宁市高新区高新三路 1 号　　　邮政编码：530007
开　　本：787mm×1092mm　1/16
字　　数：214 千字　　　　　　　　　印　　张：14
版　　次：2022 年 11 月第 1 版　　　　印　　次：2022 年 11 月第 1 次印刷
书　　号：ISBN 978-7-5551-1859-6
定　　价：48.00 元

编委会

前 言

儿科学是一门研究小儿生长发育规律、提高儿童保健及疾病防治水平、全方位为儿童健康服务的临床学科，涵盖了个体生长发育的各个阶段。随着现代医学的发展，儿科学的内涵已从单纯的疾病治疗延伸到了疾病的预防、康复、保健等方面。

医学是一门实践科学。临床见习对于掌握疾病的重要知识点至关重要。为了加深学生对疾病的认识，本书以《儿科学》（第9版）为基础，以教育部等六部委提出的具有中国特色的标准化、规范化临床医学人才培养体系总体目标为指导，既注重理论学习与实践的结合，又注重医学生临床能力的培养。根据现代医学模式的转变和儿童疾病谱的改变，本书增加现阶段儿科常见、多发的疾病，如免疫性疾病、手足口病等内容；对于要求掌握的疾病，通过典型病例讨论，并结合课堂病例图片展示，帮助学生加深印象，达到临床见习的目的。

本书共16章，主要包括小儿体格检查及生长发育规律、儿科病历书写、儿童营养障碍性疾病、小儿喂养等内容。本书通过吸收具有教学经验的中青年骨干教师参与编者团队，设计典型病例，促进学生自主学习，体现了儿科学教研室教材建设的传承和发展。

由于水平有限，本书难免存在不足之处，请各位读者批评指正。

陈玉君

2022 年 5 月 1 日

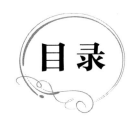

目录

第一章　小儿体格检查及生长发育规律

【目的与要求】

（1）掌握小儿体格检查的方法及特点、常用的体格生长评估指标。

（2）熟悉小儿生长发育的规律。

【地点】幼儿园或保健门诊。

【学时】4学时。

【教具】水银体温计、儿童血压计、体重计、婴儿身高体重测量床、软尺、听诊器、叩诊锤、压舌板、手电筒、小儿玩具及小儿体格发育录像片等。

【见习安排】

（1）讲解小儿体格检查的方法及要点。

（2）幼儿园见习。

（3）见习考核。

第一节　小儿体格检查的方法

一、讲解与示范

在临床教室集中讲解和示范小儿体格检查的方法。

二、小儿体格检查

（一）一般测量

1.体温

采用腋下测温法，将消毒后的水银体温计置于小儿腋下，利用小儿的上臂夹紧水银体温计。测量体温的时间应不少于5分钟，小儿腋下正常的体温为36～37℃。

2.呼吸

在小儿安静时，可通过听诊或观察小儿胸腹部的起伏情况进行呼吸测量，同时观察小儿呼吸的节律和深度。各年龄段的小儿呼吸见表1-1。

表 1-1 各年龄段的小儿呼吸、脉搏情况

单位：次/分

年龄	呼吸	脉搏	呼吸：脉搏
出生至28天	40～45	120～140	1：3
29天至12月龄	30～40	110～130	1：3～1：4
1～3岁	25～30	100～120	1：3～1：4
4～7岁	20～25	80～100	1：4
8～14岁	18～20	70～90	1：4

3. 脉搏

对于年龄较大的儿童，可触摸其桡动脉来检查脉搏，在其安静状态下测量1分钟脉搏跳动的次数，并对比左右脉搏的频率、节律和强度。对于婴幼儿，可检查其股动脉搏动的次数或通过心脏听诊来对比检测。各年龄段的小儿脉搏情况见表1-1。

4. 血压

根据不同的年龄，选择不同宽度的袖带进行血压测量。袖带的宽度通常为上臂长度的1/2～2/3。不同年龄小儿血压的正常值可用公式推算：收缩压（mmHg）=80+（年龄×2），舒张压应为收缩压的2/3。超过年龄段血压正常值的第95百分位为异常，需要进一步排查有无高血压。目前尚缺乏低血压的统一诊断标准。

5. 体重

婴儿使用台秤测量体重，小儿使用磅秤测量体重。测量两次体重后取平均值，精确到小数点后两位数。正常儿童体重估算公式见表1-2。

表 1-2 正常儿童体重、身高估算公式

年龄	体重/kg	年龄	身高/cm
出生时	3.25	出生时	50
3～12月龄	［年龄（月）+9］/2	3～12月龄	75
1～6岁	年龄（岁）×2+8	1～6岁	年龄（岁）×7+75
7～12岁	［年龄（岁）×7-5］/2	7～10岁	年龄（岁）×6+80

6. 身高（身长）

3 岁及 3 岁以下的小儿应仰卧位测量身长，3 岁以上的小儿应以站立位测量身高。3 岁以上的小儿在测量身高时，应脱去鞋子，站于身高计的底板上，呈立正姿势，两眼正视前方，胸挺直，腹微收，两臂自然下垂，膝盖伸直，脚跟靠拢，背靠身高计的立柱，使两个足后跟、臀部及双侧肩胛角同时接触立柱，头部保持正直位置。读数精确至 0.1 cm。正常儿童身高估算公式见表 1–2。

7. 头围

头围的测量应用拇指将软尺零点固定于小儿一侧眉弓上缘处，软尺经过耳上方及枕部最突出的部位，即枕骨粗隆最高点，两侧对称，从另一侧眉弓上缘回至零点。软尺应紧贴小儿的皮肤，并压紧头发及皮下组织。读数精确至 0.1 cm，测量两次头围后取平均值。

8. 胸围

3 岁以上的小儿测量胸围时应取站立位。测量者位于小儿的前方或一侧，用手指将软尺零点固定于小儿一侧乳头的下缘，绕经小儿的后背，以双侧肩胛骨下角下缘为准，经另一侧回到起点。胸围取小儿平静呼气、吸气时的中间值，读数精确至 0.1 cm。

9. 腹围

小儿腹围测量时，取卧位，平脐水平绕背一周后进行读数，可重新调整软尺，再次测量腹围。1 岁以下的婴儿可取脐与剑突连线的中点，经水平位绕背一周后进行读数。读数精确至 0.1 cm，两次测量结果的差距应在 0.2 cm 范围内。

10. 腹壁皮下脂肪

测量腹壁皮下脂肪时，取右锁骨中线平脐处，测量者用左手拇指和食指（间距 3 cm）将测量部位的皮肤及皮下脂肪捏起，皮褶方向与躯干长轴平行，右手拿皮褶卡尺将钳板插入捏起的皮褶两边，直至底部钳住，测量腹壁皮下脂肪的厚度，读数精确到 0.5 mm。小儿腹壁皮下脂肪正常的厚度应在 0.8 cm 以上。

（二）一般状况

小儿体格检查的一般状况包括营养发育、神志、表情、眼神、体位、行走姿势、活动能力、语言表达能力，以及小儿对周围环境的反应等。

（三）皮肤及皮下组织检查

皮肤及皮下组织应在自然光线下观察。观察皮肤有无苍白、黄染、发绀、潮红、皮疹、瘀点（斑）、脱屑、色素沉着，毛发有无异常。触摸皮肤的弹性，以及皮下组织和脂肪的厚度。

（四）淋巴结检查

淋巴结的检查包括耳前、耳后、乳突、枕部、颈前、颈后、颈下、锁骨上、腋窝、滑车上、腹股沟等各组淋巴结的大小、数量、活动度、质地、有无粘连和（或）压痛等。正常情况下，小儿颈部、耳后、枕部、腹股沟等部位均可触及单个质软如黄豆大小的淋巴结，无压痛。

（五）头部及其器官检查

1. 头颅

观察头颅的大小、形状，前囟未闭者注意囟门的大小（囟门的大小用对边中点连线的长度来表示）及紧张度，有无凹陷或隆起；颅缝是否分离；婴儿有无枕秃、颅骨软化、血肿或颅骨缺损等。

2. 面部

观察小儿面部有无特殊面容，注意观察眼距宽窄、鼻梁高低、双耳位置和形状等情况。

3. 眼、耳、鼻

检查小儿有无眼睑水肿、下垂，眼球突出，斜视，结膜充血，角膜混浊。观察瞳孔的大小、形状、对光反射等。检查双外耳道有无分泌物、局部红肿及外耳牵拉痛。检查有无乳突压痛。观察鼻形，注意有无鼻翼煽动、鼻腔分泌物及通气等情况。

4. 口腔

观察小儿的口唇有无苍白、发绀、干燥、皲裂，口角有无糜烂、疱疹。用手电筒检查小儿的咽部，注意观察口腔黏膜、牙齿和双侧扁桃体的情况。

（六）颈部检查

检查小儿的颈部有无软弱无力，有无斜颈、短颈或颈蹼等畸形，以及颈椎活动情况；甲状腺有无肿大，气管的位置；颈静脉充盈及搏动情况，有无颈肌张力增高或弛缓等。新生儿和婴儿的颈部较短，检查时应尽量裸露颈部。

（七）胸部检查

1. 胸廓

注意检查有无鸡胸、漏斗胸、肋骨串珠、肋膈沟、肋缘外翻等佝偻病体征；胸廓两侧是否对称，心前区有无隆起，有无桶状胸，肋间隙是否饱满、凹陷、增宽或变窄等。

2. 肺部

（1）视诊。注意呼吸频率和节律有无异常，有无呼吸困难和呼吸深浅的改变。①呼吸频率：年龄越小，呼吸频率越快。②呼吸节律：婴幼儿可有呼吸不规则的现象，新生儿呼吸不规则更明显，早产儿可出现呼吸暂停的现象。③呼吸形式：婴幼儿以腹式呼吸为主，学龄儿童为胸腹式联合呼吸。

（2）触诊。年幼儿可利用啼哭或说话时进行触诊。

（3）叩诊。小儿的胸壁薄，叩诊反响比成人轻，叩诊时力度须轻或用直接叩诊法。

（4）听诊。听诊时，应尽量使小儿保持安静。小儿的呼吸音比成人响，应特别注意听诊小儿背部肩胛间区、肩胛下部及两侧腋下。

3. 心脏

（1）视诊。观察心前区是否隆起，心尖搏动强弱和搏动范围。心尖搏动范围为 $2 \sim 3 \ cm^2$，肥胖小儿不易观察到心尖搏动。

（2）触诊。检查心尖搏动的位置及有无震颤，注意出现心尖搏动的部位和性质（收缩期、舒张期或连续性）。

（3）叩诊。叩诊的力度须轻，3 岁以下婴幼儿一般只叩诊心脏左右界，年长儿及患有心脏病且年龄较大的儿童，叩诊方法及记录同内科。心脏左右界叩诊方法及记录见表 1-3。各年龄段儿童心脏界线见表 1-4。

表 1-3　心脏左右界叩诊方法及记录

心界	叩诊方法	记录
左界	由心尖搏动点从外向内叩诊，由清音变浊音即为左界	第___肋间左乳线外或内___cm
右界	先叩肝上界，在其上一肋间由外向内叩诊，由清音变浊音即为右界	第___肋间右胸骨线（胸骨右缘）外___cm

表 1-4　各年龄段儿童心脏界线

年龄	左界	右界
＜1 岁	左乳线外 1～2 cm	沿右胸骨旁线
1～4 岁	左乳线外 1 cm	沿右胸骨旁线与右胸骨线之间
5～12 岁	左乳线上或乳线内 0.5～1.0 cm	接近右胸骨线
＞12 岁	左乳线内 0.5～1.0 cm	右胸骨线

（4）听诊。在安静的环境中进行听诊，听诊器的胸件须小。注意心音特征，婴儿心尖第一心音与第二心音几乎相等，肺动脉瓣第二音比主动脉瓣第二音响（P2 ＞ A2）。如果有杂音，应注意杂音的部位、时期、性质、强度等。

（八）腹部检查

1. 视诊

注意腹部外形、呼吸运动，腹壁皮肤、静脉，有无胃肠型和蠕动波及疝等。新生儿或消瘦小儿常可见肠型或肠蠕动波，应注意检查脐部，有无出血、炎症、渗出物和脐疝等。

2. 触诊

小儿应在排尿后取低枕仰卧位，双手自然置于身体两侧，双腿屈起并稍分开，使腹肌尽量松弛，检查者以轻柔的动作按顺序触诊，一般自小儿左下腹开始，按逆时针方向触诊至右下腹，再至脐部，依次检查腹部各区。浅部触诊使腹壁压陷约 1 cm，深部触诊使腹壁压陷至少 2 cm。

（1）注意腹壁紧张度。

（2）注意有无压痛（压痛部位、深浅和范围）、反跳痛（部位及程度）。

（3）是否触摸到肿块，如触摸到肿块，应注意肿块的大小、位置、质地、移动程度及方向，肿块表面是否光滑或有结节感。

（4）麦氏点有无压痛、反跳痛（髂前上棘与脐连线的中外 1/3 交点处）。

（5）尿路压痛点。季肋点为第十肋骨前端；上输尿管压痛点为脐水平腹直肌外缘；中输尿管压痛点为髂前上棘水平腹直肌外缘，相当于输尿管第二个狭窄处；肋脊点为背部第十二肋骨与脊柱夹角的顶点；肋腰点为第十二肋骨与腰肌外缘的夹角顶点。

（6）脏器的触诊。

①肝脏触诊。可采用单手触诊法或双手触诊法，注意肝脏的大小、质地、压痛、边缘和表面状态等，一般触诊右锁骨中线和正中线两个部位。正常婴幼儿的肝脏可在肋缘下 1 ～ 2 cm 处扪及，柔软、无压痛，6 ～ 7 岁的儿童在肋下不可触及。

②胆囊触诊。可采用单手滑行触诊法，注意胆囊大小、有无触痛。将左手掌平放于小儿右胸下部，以拇指指腹勾压于右肋下胆囊点处，然后嘱小儿缓慢深吸气，在吸气的过程中发炎的胆囊下移时碰到用力按压的拇指，可引起疼痛，即为胆囊触痛，如因剧烈疼痛而吸气中止，称 Murphy 征（Murphy sign）阳性。

③脾脏触诊。小儿取仰卧位或右侧卧位（右下肢伸直，左下肢屈髋、屈膝）。医生将左手掌置于小儿左侧腰部第七至第十肋处，试将其脾脏从后向前托起，右手掌平放于腹部，与左侧肋弓垂直进行触诊。注意脾脏大小、质地、边缘和表面情况及有无压痛及摩擦感等。正常情况下，脾脏不能触及，婴儿偶可触及脾脏边缘。脾脏轻度肿大时，只做第Ⅰ线测量（指左锁骨中线与左肋缘交点至脾下缘的距离）；脾脏明显肿大时，应加测第Ⅱ线和第Ⅲ线测量（前者指左锁骨中线与左肋缘交点至脾脏最远处的距离，后者指脾右缘与前正中线的距离）。

④肾脏触诊。一般采用双手触诊法。将左手掌托住小儿的右侧后腰部，右手掌放在小儿右侧肋部，将微弯的手指末端放在小儿肋弓的下方，利用小

儿的腹式呼吸运动将右手逐渐探入深部，在其呼气末，右手即向下深压，直抵后腹壁，并试着与同时将后腰推向前方的左手相接近。

⑤膀胱触诊。一般采用单手滑行法。小儿仰卧、屈膝，医生将右手自小儿脐处开始向耻骨方向触摸，若触及肿块应观察其性质。

⑥胰腺触诊。在上腹部相当于第一、第二腰椎处，胰头及胰颈约于中线偏右，而胰体、胰尾在中线左侧。当胰腺发生病变时，则可在上腹部出现体征，即在上腹中部或左上腹有横行呈带状压痛及肌紧张，并涉及左腰部。

（7）液波震颤。检查时小儿平卧，医生以一手掌面贴于小儿一侧腹壁，另一手四指并拢屈曲，用指端叩击小儿对侧腹壁（或以指端冲击式触诊），如有大量液体存在，则贴于腹壁的手掌产生被液体波动冲击的感觉，即波动感。另一位医生将手掌尺侧缘压于脐部腹中线上，可阻止腹壁本身的震动传至对侧。

（8）振水音。当胃部有大量液体及气体存留时可出现振水音。检查时小儿仰卧，医生一侧耳朵凑近小儿上腹部，同时以冲击触诊法振动胃部，即可听到气体与液体撞击的声音。

3. 叩诊

叩诊可从左下腹开始，按逆时针方向至右下腹，再至脐部。正常情况下，腹部叩诊大部分区域为鼓音，只有肝、脾所在部位，增大的膀胱和子宫占据的部位，以及两侧腹部近腰肌处叩诊为浊音。

（1）肝脏叩诊。叩诊时用力应适当，不可过轻或过重。通过叩诊法确定肝上界时，一般沿右锁骨中线、右腋中线和右肩胛线，由肺区向下叩向腹部，当清音转为浊音时，即为肝上界；通过叩诊法确定肝下界时，由腹部鼓音区沿右锁骨中线或正中线向上叩，当鼓音转为浊音时，即为肝下界。沿右锁骨中线测量肝上界至肝下界的距离。

（2）胃泡鼓音区。胃泡鼓音区位于左前胸下部肋缘以上，其上界为横膈及肺下缘，下界为肋弓，左界为脾脏，右界为肝左缘。叩诊时注意胃泡鼓音区有无明显缩小或消失。

（3）脾脏叩诊。触诊不满意或在左肋下触摸到很小的脾缘时，宜用脾脏叩诊进一步检查脾脏大小。脾浊音区的叩诊宜采用轻叩法，在左腋中线上进行叩诊。正常情况下，在左腋中线第九至第十一肋可叩到脾浊音，长度为

4～7cm，前方不超过腋前线。

（4）移动性浊音。检查时先让小儿仰卧，医生自小儿腹中部脐水平面开始向左侧叩诊，发现浊音时，板指固定不动，嘱小儿右侧卧，再度叩诊，如呈鼓音，表明浊音移动。采用同样的方法向右侧叩诊，发现浊音后嘱小儿左侧卧，以核实浊音是否移动。

（5）肝区、脾区叩击痛。医生右手握拳，用右拳尺侧轻轻叩击肝脏和脾区体表投影的腹部。询问小儿有无疼痛，或观察小儿有无痛苦的表情。

（6）肾区叩击痛。小儿取坐位或侧卧位，医生将用左手掌平放于小儿的肋脊角处（肾区），右手握拳，用由轻到中等强度的力量叩击左手背。询问小儿有无疼痛，或观察小儿有无痛苦的表情。

（7）膀胱区叩诊。在耻骨联合上方从上往下叩诊，由鼓音叩至浊音则为充盈的膀胱，膀胱空虚则叩不到膀胱的轮廓。

4. 听诊

（1）肠鸣音。听诊部位为右下腹，听诊时间为1分钟，记录肠鸣音的次数。正常的肠鸣音一般每分钟4～5次。听诊时，注意有无亢进或消失、高调、金属音、气过水声等。

（2）血管杂音。听诊双侧肋骨最低点连线和双侧腹直肌外缘交会处的肾动脉有无收缩期杂音，听诊双侧髂前上棘的连线与双侧腹直肌外缘的交汇处的髂动脉有无收缩期杂音，听诊双侧腹股沟区股动脉有无收缩期杂音，听诊双侧肋弓部最低点的连线与前正中线交会处的腹部主动脉有无收缩期杂音，听诊脐周或上腹部有无静脉嗡鸣音（表现为无收缩期和舒张期性质的连续性潺潺声）。

（九）脊柱和四肢检查

注意有无畸形、躯干与四肢的比例和佝偻病体征，如O形或X形腿、脊柱侧弯，以及手镯征、足镯征等。

（十）会阴、肛门和外生殖器检查

注意有无畸形、肛裂、鞘膜积液和腹股沟斜疝，睾丸是否下降至阴囊。

（十一）神经系统检查

神经系统检查包括生理反射、病理反射、脑膜刺激征等。神经系统检查后应分别记录。新生儿和婴儿有特殊的神经反射，如觅食反射、吸吮反射、握持反射、拥抱反射等。

（1）肌力。0级：完全瘫痪，检测不到肌肉收缩。1级：仅检测到肌肉收缩，但不能产生动作。2级：肢体在床面上能水平移动，但不能抵抗自身重力，即不能抬离床面。3级：肢体能抬离床面，但不能做抗阻力动作。4级：肢体能做抗阻力动作，但动作不完全。5级：正常肌力。

（2）肌张力增高或减低。

（3）共济运动。共济运动包括指鼻试验、跟－膝－胫试验、快速轮替动作、闭目难立征等。

（4）感觉功能。感觉功能包括痛觉、触觉、温度觉、运动觉、位置觉、震动觉、皮肤定位觉、两点辨别觉、实体觉、体表图形觉等。

（5）浅反射。浅反射包括角膜反射、腹壁反射、提睾反射、跖反射、肛门反射等。

（6）深反射。深反射包括肱二头肌反射、肱三头肌反射、桡骨膜反射、膝反射、跟腱反射（又称"踝反射"）等。

（7）阵挛。阵挛包括踝阵挛、髌阵挛。

（8）病理反射。病理反射包括巴宾斯基征、查多克征、奥本海姆征、戈登征、霍夫曼征。

（9）脑膜刺激征。脑膜刺激征包括颈强直、克尼格征、布鲁辛斯基征。

第二节　幼儿园见习

一、分组

学生分组到幼儿园见习，每组 2～3 人，合作体检一名中班或大班的幼儿，做好体检结果的记录。

二、见习要求

（1）对幼儿的态度应亲切，取得幼儿的信任和配合，让幼儿接受检查。

（2）体格检查前应洗手，双手保持温暖，手法应轻柔，并注意人文关怀。妥善保管检查用具，如压舌板、叩诊锤等，避免幼儿玩耍而误伤。防止幼儿乱跑、乱跳，以免跌倒损伤。注意保暖，以避免幼儿受凉。

（3）灵活掌握体格检查的顺序，可先检查易操作的项目，再检查五官、口腔、咽部等幼儿极有可能不配合的项目。

（4）按儿科体格检查的内容及格式进行记录，不仅记录阳性体征，还应记录阴性体征。

三、体格生长评估

（一）小儿体检表的填写

小儿体检表见表1-5。

表1-5　小儿体检表

班别：　　　　　　姓名：　　　　　　性别：　　　　　　年龄：
一般测量：体温＿＿℃，呼吸＿＿次/分，脉搏＿＿次/分，血压＿＿mmHg， 　体重＿＿kg（百分位　　），身高＿＿cm（百分位　　），头围＿＿cm， 　胸围＿＿cm，腹围＿＿cm
一般状况：发育＿＿，营养＿＿，神志＿＿，面容＿＿，体位＿＿， 　步态＿＿，语言＿＿，状态＿＿，是否配合检查＿＿
皮肤及皮下组织：皮肤颜色＿＿，皮肤弹性＿＿，腹壁皮下脂肪厚＿＿mm
浅表淋巴结：＿＿＿＿＿＿＿＿＿＿＿＿＿＿＿＿＿＿＿＿＿＿
头部及其器官：
头外形＿＿，颅缝＿＿，前囟＿＿，颅骨＿＿，毛发＿＿
眼：＿＿＿＿＿＿＿＿＿＿＿＿＿＿＿＿＿＿＿＿＿＿＿＿
耳：＿＿＿＿＿＿＿＿＿＿＿＿＿＿＿＿＿＿＿＿＿＿＿＿
鼻：＿＿＿＿＿＿＿＿＿＿＿＿＿＿＿＿＿＿＿＿＿＿＿＿
口腔：＿＿＿＿＿＿＿＿＿＿＿＿＿＿＿＿＿＿＿＿＿＿
咽部：＿＿＿＿＿＿＿＿＿＿＿＿＿＿＿＿＿＿＿＿＿＿
颈部：＿＿＿＿＿＿＿＿＿＿＿＿＿＿＿＿＿＿＿＿＿＿＿＿

续表

胸部：
胸廓：＿＿＿＿＿＿＿＿＿＿＿＿＿＿＿
肺脏：
视诊：＿＿＿＿＿＿＿＿＿＿＿＿＿＿＿
触诊：＿＿＿＿＿＿＿＿＿＿＿＿＿＿＿
叩诊：＿＿＿＿＿＿＿＿＿＿＿＿＿＿＿
听诊：＿＿＿＿＿＿＿＿＿＿＿＿＿＿＿
心脏：
视诊：＿＿＿＿＿＿＿＿＿＿＿＿＿＿＿
触诊：＿＿＿＿＿＿＿＿＿＿＿＿＿＿＿
叩诊：＿＿＿＿＿＿＿＿＿＿＿＿＿＿＿
听诊：＿＿＿＿＿＿＿＿＿＿＿＿＿＿＿
腹部：
视诊：＿＿＿＿＿＿＿＿＿＿＿＿＿＿＿
触诊：＿＿＿＿＿＿＿＿＿＿＿＿＿＿＿
叩诊：＿＿＿＿＿＿＿＿＿＿＿＿＿＿＿
听诊：＿＿＿＿＿＿＿＿＿＿＿＿＿＿＿
四肢及脊柱：＿＿＿＿＿＿＿＿＿＿＿＿＿＿＿＿＿＿＿＿＿＿＿＿＿＿＿＿＿＿＿
外生殖器及肛门：＿＿＿＿＿＿＿＿＿＿＿＿＿＿＿＿＿＿＿＿＿＿＿＿＿＿＿
神经系统：
左   右
浅反射   角膜反射：
上
腹壁反射： 中
下

续表

深反射	提睾反射：	
	肱二头肌反射：	
	肱三头肌反射：	
	膝反射：	
	踝反射：	
病理反射	巴宾斯基征：	
	查多克征：	
	奥本海姆征：	
	戈登征：	
阵挛	踝阵挛：	
	髌阵挛：	

脑膜刺激征：颈强直_____，克尼格征（左___，右___），布鲁辛斯基征____

结果评论：良好　　正常　　不良

检查者：_____

年　　月　　日

（二）体格生长评价

1. 评价内容

（1）生长水平。

（2）生长速度。

（3）体形匀称度。

2. 常用的统计学表示方法

（1）均值离差法。以均值 ±2 倍标准差表示，测量值落在均值 ±2 倍标准差（$X \pm 2SD$）范围内为正常。

（2）百分位数法。以百分位数（P）表示，测量值落在第 3 百分位至第 97 百分位之间（P3 ～ P97）为正常。

（3）标准差的离差法。以标准差单位（SDS）或 Z 评分（Z score）标志，计算值落在 –2 ～ 2 范围内为正常。

（4）中位数法。

3. 评价结果的表示（五等分法）

儿童生长发育的评价见表 1-6。

表 1-6　儿童生长发育的评价

等级	均值离差法	百分位数法	标准差的离差法
上	＞ X+2SD	＞ P97	＞ 2
中上	X+（1SD ～ 2SD）	＞ P75 且 ≤ P97	+1 ～ +2
中	X±1SD	＞ P25 且 ≤ P75	0±1
中下	X-（1SD ～ 2SD）	＞ P3 且 ≤ P25	–2 ～ –1
下	＜ X–2SD	≤ P3	＜ –2

注：对早产儿生长水平进行评价时，应矫正胎龄至 40 周胎龄（足月）后再评价，身长至 40 月龄、头围至 18 月龄、体重至 24 月龄后不再矫正。

第三节　见习考核

一、病例

患儿，男，6 岁，因"体重增长迅速 3 年"来儿科门诊就诊。患儿近 3 年每天用餐在 6 次以上，食量大，无饱腹感，偏爱油炸食品及各类甜食，很少运动。

二、思考

（1）该患儿需要重点做哪些体格检查？口述患儿可能出现的阳性体征。

（2）该患儿体重 30 kg，身高 115 cm。请对照中国儿童身高、体重百分位曲线（图 1-1、图 1-2），评价该患儿的生长状况。

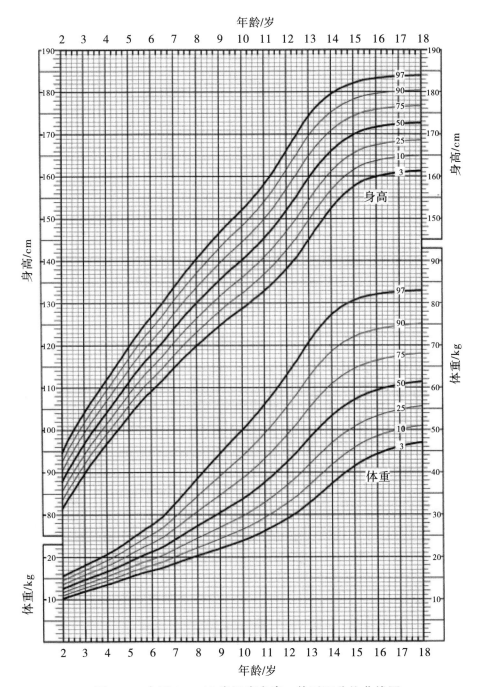

图 1-1　中国 2 ～ 18 岁男童身高、体重百分位曲线图

注：根据 2005 年九省 / 市儿童体格发育调查数据研究制定。

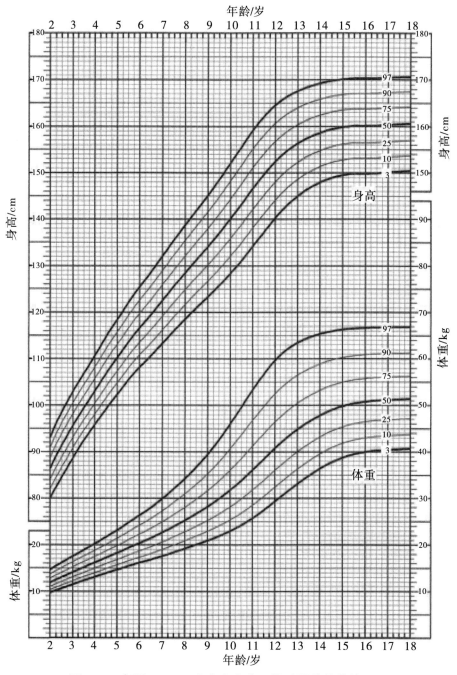

图 1-2　中国 2～18 岁女童身高、体重百分位曲线图

注：根据 2005 年九省／市儿童体格发育调查数据研究制定。

第二章　儿科病历书写

【目的与要求】

（1）掌握儿科病史的正确采集方法和技巧。

（2）掌握儿科病历书写的内容与要求，根据病史询问、体格检查及辅助检查的结果，做出疾病书写的初步诊断。

（3）熟悉儿科病历的特点。

【地点】儿科病房、见习教室。

【学时】4学时。

【课前准备】复习病历书写规范及人文关怀等相关内容。

【教具及要求】领取体检用具，包括压舌板、叩诊锤、手电筒、皮尺、棉签、听诊器、儿童血压计等，见习结束后应清点体检用具。

【见习安排】

（1）讲解儿科病历书写及病史采集。

（2）病房见习。

（3）病例讨论。

（4）见习考核。

第一节　儿科病历书写及病史采集

一、儿科病历书写

教师讲解儿科病历书写的内容与要求。

（一）一般项目

姓名、性别、年龄（采用实际年龄如1小时、5天、4个月、1岁2个月）、民族、籍贯、住址、电话、父母姓名、住院号、入院日期、记录日期、病史叙述者及可靠程度。

（二）主诉

本次就诊的主要原因和持续时间。主诉应简明精练，为患儿最明显的症状或（和）体征，不使用诊断用语（如新生儿黄疸的主诉应该是"皮肤黄染3天"，而不是"黄疸3天"）。

（三）现病史

围绕主诉的内容详细记录从起病到就诊时疾病的发生、发展及其变化和诊治情况。现病史主要包括发病情况、主要症状特点及其发展变化、伴随症状、诊疗经过、睡眠和饮食等一般情况的变化，以及与现病史有关的病史、有意义的阴性病史等。

1. 发病情况

记录发病的时间长短可按数年、数月、数日计算，发病急骤者按小时、分钟为计时单位（可用直叙法，如2020年3月→5月→7月，亦可用倒叙法，如5年前→2年前→近1个月来，但不可混用），同时记录发病的地点、起病缓急、前驱症状、可能的原因或诱因。

2. 主要症状特点及其发展变化

按发病的先后顺序描述主要症状的部位、性质、持续时间、程度、缓解或加剧的因素，以及演变情况。对慢性疾病患儿及疾病反复发作的患儿，应详细记录第一次疾病发作的情况，发病过程中的变化及最近发作的情况，直至入院时为止。

3. 伴随症状

描述伴随症状与主要症状之间的相互关系，伴随症状发生的时间特点和演变情况，同时记录与鉴别诊断有关的阴性症状。

4. 诊疗经过

记录患儿发病后到入院前，在院内、院外接受检查与治疗的详细经过及效果。对患儿提供的药名、诊断和手术名称需加引号，以示区别。

5. 睡眠和饮食等一般情况的变化

简要记录患儿发病后的精神状态、睡眠、食欲、大小便、体重等情况。

6. 与现病史有关的病史

与现病史有关的病史，虽时间间隔较长，但仍属现病史，如风湿性心脏瓣膜疾病患儿的现病史应从风湿热初次发作算起。

7. 有意义的阴性病史

具有鉴别诊断意义，或反映病情轻重程度的阴性症状和诊治病史，如鉴别有无消化系统受累，应描述有无腹痛、腹胀、呕吐、腹泻、便血、便秘等；鉴别有无循环受累，描述有无心悸、乏力等；鉴别一些风湿免疫性疾病，描述有无皮疹、关节痛等。

（四）既往史

既往史包括患儿既往的健康状况，以及曾经患过的各种传染病、外伤手术史和注射过敏情况等，特别是与目前所患疾病有密切关系的情况。记录顺序一般按时间的先后顺序来排列。

（五）个人史

个人史包括出生史、喂养史、生长发育史及预防接种史。根据患儿的年龄及病种的不同，询问的重点也不同。

1. 出生史

出生史包括胎次、是否足月、顺产或难产、接生方式、出生时的体重及一般情况，如哭声大小，皮肤颜色，有无产伤、窒息、抽搐，以及 Apgar 评分等。母亲是否有特殊嗜好，如吸烟、喝酒等，以及母孕期的健康和用药史。

2. 喂养史

详细询问喂养方式，母乳分泌量是否充足；人工喂养儿以何种乳品为主，如何配制、喂哺的次数及喂哺量；添加辅食的种类与时间，断乳的时间；对于年长儿，应询问饮食的习惯（如有无偏食、挑食、厌食）及食欲情况。

3. 生长发育史

询问体重、身高增长情况，囟门关闭及出牙时间，何时抬头、坐、站、走、会认人及讲话等。学龄儿童应了解入学年龄、学习成绩和行为表现，对智力落后者应详细询问。

4. 预防接种史

询问接种乙肝疫苗、卡介苗、百白破疫苗、脊髓灰质炎疫苗、麻疹疫苗、乙型脑炎疫苗等国家免疫规划疫苗的具体时间、种类和次数，以及有无不良反应。

（六）家族史

主要询问家庭成员，尤其是直系亲属及密切接触者的健康情况，如有无遗传病（如地中海贫血、血友病等），有无过敏性或急、慢性传染病。了解父母是否近亲结婚、母亲各次分娩情况、同胞的健康情况（死亡者应询问死因及死亡年龄），以及家庭经济情况、居住环境等。

（七）体格检查

1.一般测量

体温、呼吸、脉搏、血压（根据病情需要或＞5岁的小儿测量）、体重、身高。结合患儿病情需要，可测量头围、胸围等。

2.一般状况

发育（良好、中等、不良）、营养（良好、中等、不良）、神志（哭闹、活泼、安静、淡漠、痛苦）、面容、体位、步态、言语状态及检查合作与否。

3.皮肤及皮下组织

色泽、弹性、湿度、水肿、皮疹、瘀点、瘀斑、脱屑、色素沉着、蜘蛛痣、黄染、紫绀、溃疡、疤痕、结节或肿块、毛发分布和腹壁皮下脂肪厚度及充实度。

4.浅表淋巴结

全身或局部浅表淋巴结有无肿大，肿大者应描述其部位、大小、形状、数量、硬度、移动度及压痛情况，局部皮肤有无红热、瘘管或疤痕。

5.头部及其器官

（1）头颅。头形（正常、方颅、舟状、塔形、产瘤、血肿、枕秃）、颅骨软化征、囟门大小（以菱形间隙对边中点连线的长度记录）、紧张度、膨隆或凹陷、骨缝未闭或裂开、颅骨缺损、肿块、压痛、发量、发色等。

（2）面部。有无特殊面容，眼距大小，鼻梁高低，双耳的位置和形状等。

（3）眼。眼睑（水肿、下垂、睑裂大小）、眼球（形态、运动、凸出、凹陷、震颤、斜视）、眦距、结膜（充血、水肿、苍白、出血、干燥斑）、巩膜（黄染）、角膜（透明、混浊、白斑、溃疡、反射）、瞳孔（大小、形态、对称、对光反射）、视力。

（4）耳。耳部（畸形、牵拉痛）、耳道（分泌物）、乳突（压痛）、听力。

（5）鼻。鼻翼煽动、畸形、阻塞、分泌物、出血、鼻旁窦区压痛。

（6）口腔。气味，唇（颜色、疱疹、皲裂、溃疡、色素沉着），口角（糜烂、偏歪），齿（乳牙或恒牙数量，龋齿，残根，注明其位置，乳牙用罗马数字表示，恒牙用阿拉伯数字表示），齿龈（色泽、肿胀、糜烂、溢血、溢脓），舌（外形、舌质、舌苔、溃疡、运动、震颤），口腔黏膜（黏膜斑、充血、糜烂、溃疡、出血点、鹅口疮）。

（7）咽部。咽（充血、滤泡增生、咽后壁脓肿）、扁桃体（大小、充血、分泌物、脓点、伪膜）、咽反射、喉（发音）等。

6. 颈部

对称，畸形（斜颈、短、颈蹼），活动受限，压痛，颈静脉充盈或怒张，颈动脉异常搏动，肿块气管位置，甲状腺（大小、形状、硬度、结节、压痛、震颤、血管杂音），有无颈肌张力增高或弛缓等。

7. 胸部

（1）胸廓。形态（正常、鸡胸、漏斗胸、桶状胸）、对称、肋串珠、肋膈沟（Harrison 沟）、肋间宽窄。胸壁：凹陷、隆起、水肿、压痛、静脉曲张、乳房大小及乳晕色素沉着等。

（2）肺脏。

①视诊。呼吸运动（频率、节律、深浅、类型）、三凹征、喘息状态。

②触诊。语颤（增强、减弱、消失）、胸膜摩擦感及皮下捻发感。

③叩诊。叩诊音分布（清音、过清音、浊音、实音、鼓音）。一般婴儿避免叩诊肺下界及肺下界移动度。

④听诊。呼吸音（性质、强弱、异常呼吸音、分布部位），干啰音（鼾音、哮鸣音），湿啰音（粗、中、细），捻发音的量及分布部位，胸膜摩擦音及语音传导。

（3）心脏。

①视诊。心前区隆起或凹陷，心尖搏动（位置、范围、强度），异常搏动的位置及强度。

②触诊。心尖搏动（位置、范围、强度）、震颤（部位、时相、强度）、心包摩擦感。

③叩诊。3岁以下的婴幼儿除患心脏血管疾病外，一般仅叩诊心脏左右界。3岁以上的小儿可叩诊心界，叩诊顺序通常是先叩诊左界，然后叩诊右界。左侧在心尖搏动外2～3 cm处开始，由外向内，逐个肋间向上叩诊，直至第二肋间。如果心尖搏动不清楚，需从腋前线开始，从外向内叩诊。叩诊右界时，先在右侧锁骨中线上叩出肝上界，然后在其上一肋间由外向内，逐一肋间向上叩诊，直至第二肋间。对各肋间叩得的浊音界逐一做出标记，并测量其与胸骨中线间的垂直距离（见表2-1）。

表2-1　心脏浊音界记录方法

右侧 / cm	肋间	左侧 / cm
	Ⅱ	
	Ⅲ	
	Ⅳ	
	Ⅴ	
左锁骨中线（MCL）距前正中线＿＿＿＿cm		

④听诊。心率，心律，心音（各瓣膜区心音的性质、强度，心音分裂，第三心音，奔马律，S1与S2，A2与P2强度的比较），杂音（部位、强度、性质、时相、传导），心包摩擦音。

（4）桡动脉。频率、节律、强度、奇脉、水冲脉、交替脉、脉搏短绌。

（5）周围血管征。毛细血管搏动、股动脉枪击音、动脉异常搏动。

8. 腹部

（1）视诊。外形（平坦、膨隆、凹陷、舟状）、对称、包块（部位、形状、大小）、静脉曲张及其血流方向、胃肠型及胃肠蠕动波、新生儿脐部（脐轮红肿、脐窝分泌物的颜色及臭味、脐疝）、疝、腰部隆起。

（2）触诊。腹壁（柔软、紧张、压痛、反跳痛）、腹内包块（部位、大小、形状、硬度、压痛、移动度）、波动感、肝颈静脉回流征。

（3）肝脏。可否触及，右叶肝下界（右锁骨中线肋缘下厘米数）、左叶肝下界（剑突下厘米数）、质（软、中、硬）、边缘（锐、钝）、表面（光滑、结节）、压痛（程度）。

（4）脾脏。可否触及，大小（肋缘下厘米数，巨脾可以测量A线、B线、C线，并用简图表示），质地，边缘，可否触及脾切迹，表面光滑度。

（5）叩诊。腹部叩诊呈鼓音，移动性浊音（阴性、阳性），肝浊音区（缩小、消失），肝上界（位于锁骨中线第几肋间隙数），有无肝、肾区叩击痛。

（6）听诊。肠鸣音（每分钟次数、增强、减弱、消失、气过水声）、振水音、血管杂音。

9. 四肢及脊柱

有无躯干与四肢比例失调、畸形（脊柱前后弯或侧弯）、压痛、叩击痛，关节（畸形、肿胀、活动度），杵状指（趾）、多指畸形，静脉曲张，下肢指压痕，O 形、X 形或 K 形腿，手足镯，肌肉（萎缩、肌力、肌张力）。

10. 外生殖器及肛门

畸形（肛门闭锁、尿道下裂、两性畸形）、包皮、睾丸、阴囊、大小阴唇、阴道分泌物、肛周皮肤（正常、潮红、糜烂）、肛裂、痔。

11. 神经系统

（1）生理反射。浅反射（角膜反射、腹壁反射、提睾反射）、深反射（肱二头肌反射、肱三头肌反射、膝反射、踝反射）。

（2）病理反射。巴宾斯基征、查多克征、奥本海姆征、戈登征、霍夫曼征。

（3）阵挛。踝阵挛、髌阵挛。

（4）脑膜刺激征。颈强直、克尼格征、布鲁辛斯基征。

（八）实验室检查及其他辅助检查

记录三大常规检查及与诊断有关的实验室和器械检查结果，如系入院前所做的检查，应注明检查的医疗机构名称及日期。

（九）病历摘要（不超过300字）

病历摘要包括患儿的姓名、年龄、性别、籍贯、入院日期、主诉、主要病史、阳性体征、主要辅助检查结果和有关阴性资料，与现病史、诊断有关的个人史、既往史和家庭史，体格检查的重要阳性和重要阴性体征（按系统顺序记录）以及实验室检查及其他检查结果。

（十）初步诊断

（1）诊断应写在病历最后的左半侧，并按疾病的主次列出，与主诉有关或对生命有威胁的疾病排列在前。

（2）诊断除疾病全称外，还应包括病因、疾病解剖部位和功能的诊断，主诉与第一诊断一致。

（十一）病例分型

根据病情的缓急、严重程度、预后等分为 A 型（单纯普通病例）、B 型（单纯急症病例）、C 型（复杂疑难病例）、D 型（复杂危重病例）。

（十二）署名

（十三）日期

二、病史采集

学生在病史采集过程中应认真倾听患儿的讲诉，重点询问主要的内容，若患儿讲述病情时离题太远，须及时纠正。语言应通俗易懂，并注重与患儿家属的沟通，取得家属的信任，切不可先入为主，不能暗示和诱导。

三、示教体检方法及技巧

检查前，应告知患儿检查的部位，争取患儿的配合；刺激性大的检查项目（如检查咽部等）应在最后检查。

四、注意事项

（1）遵守病房的制度，衣帽整齐、清洁。

（2）态度和蔼，体贴患儿，动作应轻柔，保持双手温暖。

（3）病史采集必须真实、完整、系统、有条理和规范。

（4）病历书写应重点突出、条理分明、术语准确和规范，使用蓝色墨水笔书写。

（5）检查完毕后，及时给患儿穿好衣服，并向家属致谢。

第二节　病房见习

见习学生分组到病房见习，每组 3 ～ 5 人，在教师的指导下向患儿家属采集病史，对患儿进行全面体检。最后教师提供该患儿的辅助检查资料。

第三节　病例讨论

　　见习学生对本组患儿进行病例讨论分析，结合教师提供的该患儿的辅助检查结果，做出初步诊断。每位见习学生须独立书写一份完整的儿科病历，并在下一次见习时上交给教师，教师修改病历后再反馈给见习学生。

第四节　见习考核

思考题：

（1）儿科病历书写的内容与要求包括哪些方面？

（2）儿科病史采集方法及内容与成人有何不同？

第三章　儿童营养障碍性疾病

【目的与要求】

（1）掌握维生素 D 缺乏性佝偻病、维生素 D 缺乏性手足搐搦症的临床表现和治疗方法。

（2）熟悉维生素 D 缺乏性佝偻病、维生素 D 缺乏性手足搐搦症的病因。

【地点】儿科病房或儿科门诊、见习教室。

【学时】4 学时。

【课前准备】复习维生素 D 缺乏性佝偻病、维生素 D 缺乏性手足搐搦症的内容。

【教具】维生素 D 缺乏性佝偻病、维生素 D 缺乏性手足搐搦症的病历，以及骨骼 X 线片、检验单、软尺等。

【见习安排】

（1）回顾维生素 D 缺乏性佝偻病、维生素 D 缺乏性手足搐搦症的相关知识。

（2）病史采集及体格检查。

（3）病例讨论及见习考核。

第一节　维生素 D 缺乏性佝偻病及维生素 D 缺乏性手足搐搦症

一、维生素 D 缺乏性佝偻病

（一）病因

维生素 D 缺乏性佝偻病（以下简称"佝偻病"）的病因主要包括以下方面：

（1）日照时间不足。①婴幼儿长期待在室内，紫外线不能通过玻璃照射婴幼儿。②城市中高大建筑物阻挡日光照射。③气候影响。

（2）围产期维生素 D 不足。母亲在妊娠期，特别在妊娠后期缺乏维生素 D，导致营养不良。

（3）生长速度较快。①早产儿及双胎出生的婴幼儿生长速度快，需要补充较多的维生素 D。②婴儿早期生长速度快。

（4）食物中缺乏维生素 D。

（5）疾病影响。①胃肠道或肝胆疾病影响维生素 D 的吸收。②肝肾严重损害，可导致维生素 D 羟化障碍。③长期服用抗惊厥药可使体内维生素 D 不足，糖皮质激素可以对抗维生素 D 对钙的转运。

（二）临床表现

佝偻病的临床表现见表 3-1。

表 3-1　佝偻病的临床表现

期别	临床表现
初期（早期）	6 个月以下的婴儿出现神经兴奋性增高，如激惹、烦闹、睡眠不安、多汗、枕秃
活动期（激期）	（1）神经兴奋性增高，夜惊、多汗和烦躁不安更加明显 （2）骨骼改变 ①头：颅骨软化、方颅、前囟增大、闭合延迟及出牙迟 ②胸：肋骨串珠、肋膈沟、鸡胸、漏斗胸 ③四肢：手镯征、足镯征、O 形腿、X 形腿 ④脊柱：后弯、侧弯 ⑤骨盆：扁平 （3）其他：肌肉松弛，肌张力降低和肌力减弱；免疫功能低下，易合并感染贫血等
恢复期	临床症状和体征逐渐减轻或消失
后遗症期	大于 2 岁的婴幼儿因患严重的佝偻病，残留不同程度的骨骼畸形，无任何临床症状

（三）辅助检查

（1）骨骼 X 线检查。通过观察骨骼 X 线片，了解不同时期佝偻病骨骼改变的 X 线特征，如活动期长骨干骺端增宽，临时钙化带消失，呈毛刷状或杯口状改变，骨骺软骨加厚（＞2 mm）；骨皮质变薄，骨质疏松，骨密度降低。

（2）血生化检查。血生化检查见表 3-2。

表 3-2　血生化检查

分期	血钙(Ca^{2+})	血磷（P）	碱性磷酸酶（AKP）	甲状旁腺素（PTH）	25-羟维生素D_3［25-（OH）D_3］	1,25-二羟维生素D_3［1,25-（OH）$_2$$D_3$］
初期	正常或下降	下降	正常或上升	上升	下降	正常
活动期	下降	下降	上升	上升	下降	正常、上升或下降
恢复期	趋于正常	趋于正常	趋于正常	趋于正常	趋于正常	趋于正常

（四）诊断

根据病因、临床表现及辅助检查可做出正确的诊断，如佝偻病属于哪个分期，是否需要治疗。

（1）存在日照时间不足、围产期维生素 D 不足、未补充维生素 D、胃肠道或肝胆疾病等病因。

（2）6 个月以下的婴儿出现非特异性神经兴奋性增高的症状，如激惹、烦闹、睡眠不安、多汗、枕秃，血清 25-（OH）D_3 降低，可诊断为佝偻病初期。

（3）除了神经兴奋性增高，还出现颅骨软化、方颅、肋骨串珠、鸡胸、漏斗胸、手镯征、足镯征、O 形腿、X 形腿等骨骼改变。血生化检查提示，血清 25-（OH）D_3 ＜ 12 ng/mL，Ca^{2+}、P 明显降低，AKP、PTH 明显升高，骨骼 X 线片显示长骨钙化带消失，长骨干骺端呈毛刷状或杯口状改变，骨骺软骨加厚（＞2 mm），骨质疏松，骨皮质变薄，可诊断为佝偻病活动期。

（4）佝偻病早期或活动期经治疗后症状、体征减轻或消失，Ca^{2+}、P 逐

渐恢复正常，AKP降至正常（1～2个月），骨骼X线片显示长骨干骺端不规则临时钙化，骨骺软骨加厚（＜2 mm），可诊断为佝偻病恢复期。

（5）婴幼儿期有严重的佝偻病，残留不同程度的骨骼畸形，无任何临床症状，骨骼X线和血生化正常，可诊断为佝偻病后遗症期。

（五）治疗

（1）治疗目的。控制活动期，防止骨骼畸形。

（2）一般治疗。加强护理，合理饮食，坚持户外活动如晒太阳（6个月以内的婴幼儿避免太阳直射）。

（3）维生素D疗法。①口服。治疗原则以口服维生素D为主，每天2 000～4 000 IU，连服1个月后改为每天口服400～800 IU。②突击疗法（不能口服者）。每天肌内注射15万～30万IU（3.75～7.50 mg）维生素D，1个月后每天口服400～800 IU。

（4）其他治疗。①补充钙剂。②补充微量营养素。③矫正治疗，严重骨骼畸形者可采取外科手术矫正畸形。

（六）预防

佝偻病的预防见表3-3。

表3-3　佝偻病的预防

分类	预防的相关内容
胎儿期	孕妇应经常进行户外活动和晒太阳；食用富含钙、磷、维生素D及其他营养的食物；防治妊娠并发症；妊娠后3个月应补充维生素D，每天800～1 000 IU，同时补充钙剂
早产儿	体重＞1.5 kg且能够耐受全肠道喂养的早产儿，应口服维生素D，每天400 IU，每天最大量为1 000 IU，3个月后改为每天400～800 IU
0～18岁健康儿童	①户外活动。0～18岁的健康儿童应多晒太阳，每天进行户外活动1～2小时。婴儿皮肤娇嫩，在户外晒太阳时应注意循序渐进，6个月以下的婴儿应避免太阳直射 ②补充维生素D。婴儿出生数天后开始补充维生素D，每天400 IU

二、维生素 D 缺乏性手足搐搦症

（一）病因

（1）维生素 D 缺乏初期，Ca^{2+} 降低，PTH 反应迟钝，使 P 正常而 Ca^{2+} 继续下降。

（2）春、夏季节，随着户外活动的逐渐增多，维生素 D 合成增多，骨钙沉积增多，但肠道吸收不足。

（3）6 个月以下的婴儿生长速度较快，需要补充较多的维生素 D。

（4）由于感染、发热、饥饿等，组织分解释放磷增多，Ca^{2+} 降低。

（5）长期腹泻及患肝胆疾病，使维生素 D 与钙吸收减少。

（6）人工喂养，食用含磷较高的奶制品，导致高磷、低钙。

（二）临床表现

1. 临床表现

当血总钙＜ 1.75 mmol/L 时，可能出现以下典型发作的表现：

（1）惊厥。多见于年龄较小的婴儿，一般无发热，突然出现惊厥，可能反复发作，发作时神志不清，持续数秒至数十分钟，症状缓解后活动正常。

（2）喉痉挛。多见于年龄较小的婴儿，表现为突发喉部肌肉及声门痉挛，呼吸困难，可出现窒息、缺氧、死亡。

（3）手足搐搦。多见于年龄较大的婴幼儿，表现为突然发生手足痉挛。

（4）活动期佝偻病。出现不同程度的活动期佝偻病的表现。

2. 分型

（1）典型发作。血总钙＜ 1.75 mmol/L，并出现惊厥、喉痉挛和手足搐搦。

（2）隐匿型。血总钙为 1.75 ～ 1.88 mmol/L，没有典型发作的症状，可通过刺激神经、肌肉而引起面神经征、腓反射、陶瑟征等体征。

（三）辅助检查

（1）血清 25-（OH）D_3、Ca^{2+}、P、AKP、PTH 检查。

（2）骨骼 X 线检查。

（四）诊断

（1）突发无热惊厥，且反复发作，发作后神志清醒，无神经系统体征。

（2）有活动期佝偻病的表现。

（3）血总钙＜ 1.75 mmol/L，血离子钙＜ 1.00 mmol/L。

（五）治疗

（1）氧气吸入。立即给予吸氧，喉痉挛者须立即将舌头拉出口外，并进行口对口呼吸或加压给氧，必要时做气管插管，保证呼吸道通畅。

（2）控制惊厥或喉痉挛。迅速控制患儿惊厥或喉痉挛。

（3）钙剂治疗。将 10% 葡萄糖酸钙 5 ～ 10 mL 加入 10% 葡萄糖液 5 ～ 20 mL 中，缓慢静脉注射或滴注，使 Ca^{2+} 浓度迅速升高，待惊厥停止后再口服钙剂。

（4）维生素 D 治疗。急诊情况控制后按佝偻病给予维生素 D 治疗。

（六）预防

维生素 D 缺乏性手足搐搦症的预防同佝偻病。

第二节　病史采集及体格检查

一、病史采集

儿童营养障碍性疾病的病史采集见表 3-4。

表3-4　儿童营养障碍性疾病的病史采集

采集要点	采集内容
一般项目	姓名、性别、年龄（出生年、月）、出生地
主诉	主要症状及症状持续的时间
现病史	起病情况及患病时间
	病因与诱因,如出生季节,是否早产、双胎,生活环境,是否经常晒太阳,其母孕期是否补充维生素D,有无腿抽筋的现象。患儿出生后是否添加辅食,补充维生素D及钙剂的情况,有无消化道疾病及肝肾疾病,是否长期服用影响维生素D代谢的药物,生长发育是否过快
	神经兴奋性增高症状,如睡眠不安、易激惹、夜惊、多汗、枕秃,若有抽搐,应询问发作的诱因和表现
	伴随症状,如有无呕吐、腹泻、发热、咳嗽等
	病情的发展与演变,如病情加重、缓解及其因素
	诊疗经过,如是否就诊,何时何地就诊,接受过的检查结果、诊断,使用过的药物、剂量、途径、疗程、疗效等
	一般情况,如精神、体力活动、睡眠、体重、食欲和大小便等
过去史	是否有药物、食物过敏史,平时体健,有无类似病史,是否易患呼吸道感染,有无肝肾疾病,是否有服药史、胃肠手术史、输血史
个人史	出生史,是否早产、双胎或多胎,喂养史（了解既往喂养史,辅食添加情况）,生长发育史,预防接种史
家族史	有无遗传代谢病及家族史

二、体格检查

通过观察不同年龄、不同表现的佝偻病患儿,掌握佝偻病的主要体征。体格检查时,应注意观察患儿的面容、发育、营养、表情、有无蛙状腹、步态等全身情况,重点检查骨骼系统（佝偻病体征）,注意不同年龄的骨骼变化。佝偻病的体格检查见表3-5。

表 3-5 佝偻病的体格检查

部位	症状名称	好发年龄
头部	颅骨软化、方颅、前囟增大及闭合延迟、出牙迟	颅骨软化好发于 3～6 个月；方颅好发于 8～9 个月；前囟增大及闭合迟于 1.5 岁；满 13 月龄未萌牙，2.5 岁仍未出齐
胸部	肋骨串珠、肋膈沟、鸡胸、漏斗胸	1 岁左右
四肢	手镯征、足镯征、O 形腿或 X 形腿	6 个月以上的婴幼儿好发手镯征、足镯征，1 岁以上的儿童好发 O 形腿或 X 形腿
脊柱	后弯、侧弯	学坐后
骨盆	扁平	

第三节 病例讨论

患儿，女，4 个月，因"烦躁、哭闹 1 个月"于 2020 年 3 月 3 日就诊。患儿 1 个月前在无明显诱因的情况下出现烦躁不安、爱哭闹，睡前较明显，睡眠时间少，轻刺激即惊醒，常出现易惊、多汗，无发热、呕吐、腹泻。发病以来，精神饮食如常，大小便正常。既往否认抽搐史。母孕期体健，G_1P_1，36 周顺产，婴儿冬季出生，出生时体重为 2.5 kg，出生后母乳喂养 2 个月后改为混合喂养。2 个月余会抬头，未服用钙剂及维生素制剂，未添加其他辅食及鱼肝油。按时预防接种。

查体：体温 37 ℃，脉搏 110 次 / 分，呼吸 35 次 / 分，体重 6 kg，睡眠不安稳，稍动即惊醒，可见下颏及手抖动。皮下脂肪厚 0.7 cm，头发稀少且黄，枕秃明显，头部枕骨有压乒乓球样的感觉，头围 40 cm，前囟大小为 2.5 cm × 2.5 cm。未出牙。双肺呼吸音清，无啰音。心腹检查未见异常。

分组讨论：

（1）该患儿可能的诊断和诊断依据分别是什么？

（2）该患儿需要做哪些检查？

（3）以上情况应与哪些疾病相鉴别？

（4）治疗原则是什么？

第四节　见习考核

患儿，男，11个月，因"抽搐1天"于2021年3月26日入院。患儿2天前在无明显诱因的情况下出现抽搐1次，表现为突然神志不清，双眼上翻，四肢抖动，持续1～2分钟后缓解，无大小便失禁。抽搐后意识恢复，疲乏入睡，醒后活泼如常。无发热、咳嗽，无呕吐，无外伤史。大小便正常。既往健康，无肝炎、结核病接触史。患儿为第一胎第一产，足月顺产，出生后母乳喂养，未添加辅食，未服用维生素D，户外活动少，平素出汗多，睡眠不安稳。生长发育史无明显异常。按时进行预防接种。家族中无抽搐病史。

查体：体温36.5℃，脉搏120次/分，呼吸36次/分，体重9.5 kg，发育良好，营养中等，扶物可站立及挪步，神志清楚，查体哭闹。前囟未闭，大小为1.5 cm×1.5 cm，平软。双瞳孔等大正圆，直径3 mm，对光反射灵敏。牙齿萌出1颗。可见肋膈沟，心、肺、腹检查未见异常。可见手镯征，四肢活动自如，肌张力正常。神经系统检查未见异常。

辅助检查：血常规检查，白细胞总数为8.5×10^9/L，血红蛋白为110 g/L，尿常规无异常。血清钙检测结果为1.68 mmol/L。广西医科大学第二附属医院血电解质检测报告单见表3-6。

表3-6　广西医科大学第二附属医院报告单

医嘱名称：血电解质	仪器：	病案号：	流水号：	检验编码：
姓名：××	性别：男	年龄：11个月	科别：儿科	床号：
初步诊断：				

项目名称	结果	单位	参考范围
血钙［Ca］	1.68	mmol/L	2.11～2.52
血磷［P］	0.2	mmol/L	0.74～1.39
AKP	1 500	U/L	＜500
25-（OH）D₃	4	μg/L	12～20

思考题：

（1）该患儿可能的诊断和诊断依据分别是什么？

（2）该患儿需要做哪些检查？

（3）该疾病有哪些典型的症状？

（4）该疾病需要与哪些疾病进行鉴别？

（5）该疾病如何治疗？

第四章　小儿喂养

【目的与要求】

（1）掌握婴儿奶方的计算。

（2）掌握配方奶的调配及米糊的配制方法。

（3）熟悉婴儿喂养常见的问题。

（4）了解特殊配方奶（包括低敏、无乳糖及低苯丙氨酸配方奶）的应用。

【地点】儿科示教室。

【学时】4学时。

【课前准备】复习婴儿能量代谢及营养素需求的特点、母乳喂养的优点及禁忌证、辅食添加原则等内容。

【教具】无菌配奶操作台、配方奶、量杯、奶瓶、温开水、奶锅、电磁炉、天平秤、白砂糖、米粉、碗、小勺、水温计等。

【见习安排】

（1）儿童营养及母乳喂养相关知识回顾。

（2）奶方的计算。

（3）配方奶及辅食的配制。

（4）见习考核。

第一节　儿童营养及母乳喂养

一、儿童营养素及参考摄入量

（一）儿童能量代谢

儿童总能量消耗包括基础代谢率，食物热效应（婴儿为7%～8%，年长儿为5%），生长，活动和排泄5个方面。能量单位为千卡（kcal）、千焦耳（kJ），1 kcal=4.184 kJ。6个月以下的婴儿平均需要能量为90 kcal/（kg·d），7～12月龄的婴儿平均需要的能量为80 kcal/（kg·d），1岁之后以每岁计算。3岁以内的儿童能量代谢情况见表4-1。

表4-1 3岁以内儿童能量代谢情况

能量消耗	基础代谢率（BMR）	食物热效应（TEF）	生长及活动	排泄
百分比	50%	7%～8%	32%～35%	10%

随着年龄的增长，BMR逐渐降低，如婴儿BMR为55 kcal/（kg·d），7岁儿童BMR为44 kcal/（kg·d），12岁儿童BMR为30 kcal/（kg·d），成人BMR为25～30 kcal/（kg·d）。

（二）宏量营养素

1. 蛋白质

人体含有20种氨基酸，其中9种为必需氨基酸，需要由食物提供。1岁以下的婴儿蛋白质的推荐摄入量为1.5～3.0 g/（kg·d），优质蛋白质主要来源于动物和大豆蛋白质。

2. 脂肪

α-亚麻酸和亚油酸为人体必需脂肪酸，由食物供给，主要来源于植物油。

3. 糖类

糖类包括单糖（葡萄糖、双糖）和多糖（主要为淀粉），为能量供给的主要来源。糖类主要来自谷类食物。

（三）微量营养素

1. 矿物质

（1）常量营养素（＞体重的0.01%），如钙、钠、磷、钾等。

（2）微量营养素（＜体重的0.01%），如碘、锌、硒、铜、钼、铬、钴、铁、镁等。

2. 维生素

维生素包括维生素A、维生素B（硫胺素、核黄素）、维生素PP（烟酸）、维生素B$_6$、维生素B$_2$、叶酸、维生素C、维生素D、维生素K等。

（四）其他膳食成分

1. 膳食纤维

膳食纤维是重要的非营养物质，是在结肠发酵的碳水化合物。其主要功能是吸收大肠水分，软化大便，增加大便体积，促进肠蠕动等。

2. 水

婴儿的新陈代谢旺盛，对水的需求量相对多，婴儿对水的需求量为110～155 mL/（kg·d），以后每3岁减少约25 mL/（kg·d）。

（五）配方奶营养成分

配方奶营养成分见表4-2。

表4-2　配方奶营养成分（参考值）

营养成分	每100 g 奶粉	每100 mL 奶液
能量 /kJ	2 007	281
蛋白质 /g	15.00	2.10
脂肪 /g	20.20	2.80

注：1 平匙奶粉 =4.40 g，每匙奶粉需要加入 30 mL 水，水温为 45～50 ℃，每 100 mL 奶液可提供 281 kJ 能量。

二、母乳喂养的优点及禁忌证

（一）优点

人乳是满足婴儿生理和心理发育的最好的天然食物。人乳营养生物效价高，易被婴儿利用，具有生物作用。人乳与牛乳成分的比较见表4-3。

表4-3　人乳与牛乳成分的比较

鉴别要点	人乳成分	牛乳成分
免疫因子	分泌型免疫球蛋白 A（SIgA）、大量免疫活性细胞、乳铁蛋白、溶菌酶、低聚糖（人乳特有）、生长调节因子如牛磺酸及激素样蛋白	缺乏免疫因子
乳糖	乳糖含量较高，以乙型乳糖为主，有利于双歧杆菌、乳酸杆菌的生长	以甲型乳糖为主，有利于大肠杆菌的生长
蛋白质	蛋白质含量较低，但消化率和利用率较高，以乳清蛋白为主（酪蛋白：乳清蛋白=1：4）	蛋白质含量较高，以酪蛋白为主，消化率和利用率较低（酪蛋白：乳清蛋白=4：1）

续表

鉴别要点	人乳成分	牛乳成分
脂肪	含有不饱和脂肪酸，脂肪球小，含消化酶，有利于吸收及大脑发育	含有饱和脂肪酸，脂肪球大，不含消化酶，不利于吸收
矿物质	电解质浓度较低，钙磷比例（2：1）适宜，易吸收	电解质浓度较高，增加肾脏负荷
维生素	维生素D、维生素K含量较低，乳母须补充维生素	维生素含量低，在加工过程中容易被破坏
pH值	pH值3.6，不影响胃液酸度	pH值5.3，缓冲力大，影响酶发挥作用

（二）禁忌证

（1）母亲感染人类免疫缺陷病毒（HIV）、患有严重疾病，如慢性肾炎、糖尿病、恶性肿瘤、精神病、癫痫或心功能不全等，应停止哺乳。

（2）乳母患急性传染病时，可将乳汁挤出，经消毒后再哺喂。

（3）乙型肝炎的母婴传播主要发生在临产或分娩时，主要通过胎盘或血液传播，因此乙型肝炎病毒携带者并非哺乳的禁忌证。

（4）母亲感染结核病，经治疗后无临床症状，可继续哺乳。

三、辅食添加原则

当婴儿在4～6月龄时开始添加辅食。辅食添加有以下原则：

（1）从少到多。在哺乳后立即给予婴儿少量含强化铁的米粉，用勺进食，6～7月龄后可代替1次乳量。

（2）从一种到多种。如蔬菜的引入，尝试每种菜泥（茸）每天喂食1～2次，直至3～4天婴儿习惯后再换另一种蔬菜，以刺激婴儿味觉的发育。单一食物引入的方法可帮助了解婴儿是否出现食物过敏。

（3）从细到粗。从泥（茸）状过渡到碎末状，可帮助婴儿学习咀嚼，增加食物的能量密度。

（4）从软到硬。随着婴儿年龄的增长，一定硬度的食物可促进婴儿牙齿的萌出和咀嚼功能的形成。

（5）注意进食技能的培养。尽量让婴儿主动参与进食，如7～9个月婴儿可抓食，1岁后可自己用勺进食，既可增加婴儿进食的兴趣，又有利于眼、手动作的协调和独立能力的培养。使用强迫、粗暴的被动喂养方式，容易导致婴儿产生厌倦和恐惧进食的心理反应。

第二节　奶方的计算

一、婴儿每天需要的总能量

总能量（kcal / d）=80～90 kcal /（kg·d）× 体重。

二、婴儿每天需要的总液体量

总液体量（mL /d）=135 mL /（kg·d）× 体重。

三、婴儿每天吃奶的次数及奶量

婴儿每天吃奶的次数及奶量见表4–4。

表4–4　婴儿每天吃奶的次数及奶量

年龄段	每天吃奶次数	每天吃奶量
新生儿期	8	约 150 mL/kg
2～3 月龄	6	
4～6 月龄	5～6	800～1 000 mL
7～9 月龄	4～5	约 800 mL
10～12 月龄	2～3	600～800mL

注：<2月龄的新生儿每天吃奶次数可由原来的8次逐渐改为7次，减去夜间1次。

四、婴儿配方奶粉标准

市场上销售的婴儿配方奶粉100 g供能约500 kcal。婴儿配方奶粉使用标准统一的专用小勺，1 小勺奶粉约4.4 g，加入水 30 mL，配成的标准奶液100 mL 可提供能量约67 kcal。

五、举例说明

计算38周顺产出生体重6 kg的3月龄婴儿的总液体量及总能量，1日6餐，按照上述配方奶的计算公式，每1 mL提供0.67 kcal计算婴儿每次吃奶的量：

1. 以总液体量计算（常用）

（1）按婴儿每天需要的总液体量公式计算，每次需总液体量：135 mL/（kg·d）×6 kg÷6次=135 mL。

（2）按婴儿每天需要的总能量公式计算，每次需总液体量：90 kcal/（kg·d）×6 kg÷6次÷0.67 kcal/mL≈135 mL。

（3）额外补水：135 mL–135 mL=0，无须额外补水。

（4）配制：135 mL÷30 mL/小勺=4.5小勺。5勺奶粉加入150 mL温水，搅拌均匀。

（5）喂养：每次喂入135 mL配方奶，每天6次，无须额外补水。

2. 以奶粉量计算

按奶粉量计算，有利于计算摄入的蛋白质、脂肪、碳水化合物的量。

（1）每天需要总能量：90 kcal/kg×6 kg=540 kcal。

（2）每次所需能量：540 kcal÷6次=90 kcal。

（3）1 g奶粉约提供5 kcal能量，每次奶粉用量为90 kcal÷5 kcal/g=18 g，1小勺约4.4 g奶粉，故每次约加4小勺奶粉。

（4）30 mL水加1小勺奶粉，如需90 kcal能量的奶粉，配制方法为将120 mL水加4小勺奶粉（涨奶量忽略不计）。

第三节　配方奶及辅食的配制

一、配方奶的调配过程

配方奶的调配过程如图4-1所示。

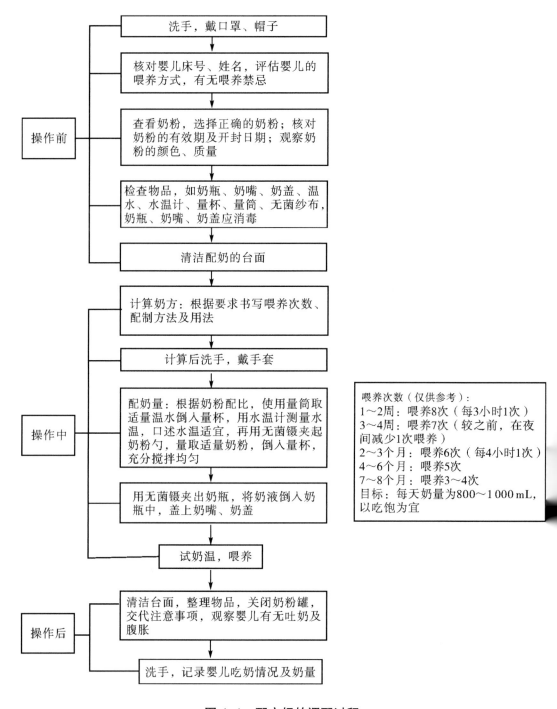

图 4-1　配方奶的调配过程

配奶注意事项：

（1）遵循无菌原则。

（2）奶粉量不应过多或过少，1勺是指1平口量勺，没有压实的奶粉量，使冲调后的配方奶保持合适的浓度，避免婴儿消化障碍或营养不足。

（3）奶嘴孔径以倒置奶瓶时，液体连续滴出为宜。奶嘴孔太小，婴儿吸吮较费力；奶嘴孔太大，易引起婴儿呛咳。

（4）消毒奶具时应用镊子取奶具，奶嘴避免接触台面或其他物品。整理物品，正确关闭奶粉罐，并对奶具进行清洗和消毒。洗手后，记录婴儿吃奶情况及奶量。

二、辅食的计算及配制方法

（一）米糊的计算及配制

（1）每餐米糊为5g×月龄，按照10%浓度配制。

（2）米糊的配制方法及添加原则。以配制8月龄婴儿的米糊为例，具体做法：每次米糊量=5g×8=40g，加入400mL水中，搅拌溶解后，再加入适量白砂糖，在小火上不停搅拌，直至煮熟。

（二）转乳期食物的引入

转乳期食物的引入见表4-5。

表4-5 转乳期食物的引入

年龄段	食物性状	种类	餐数		进食技能
			主要营养源	辅助食品	
4～6月龄	泥状食物	菜泥、水果泥、含铁配方米粉、配方奶	6次奶（断夜间奶）	逐渐加至1次	能进勺子的喂食
7～9月龄	末状食物	稀饭（软饭）、配方奶、肉末、菜末、蛋、鱼泥、豆腐、水果	4次奶	1餐饭，1次水果	学习使用杯进食
10～12月龄	碎食物	软饭、配方奶、碎肉、碎菜、蛋、鱼肉、豆制品、水果	3次奶	2餐饭，1次水果	抓食,断奶瓶,自己用勺

三、特殊配方奶

（一）低敏配方奶粉

根据水解和超滤的程度，蛋白水解产物被称为部分水解或深度水解产物。随着水解和过滤程度的增加，配方奶的变应原性降低。在美国、加拿大，如果双盲、安慰剂对照试验能够有 95% 的把握证实至少 90% 确诊存在牛奶过敏症的婴儿在摄入该配方奶粉后不会出现明确的过敏症状，则认为该配方奶粉为低敏配方奶粉。致敏程度的高低与肽链的长短有关，降解程度越深，致敏性就越低。根据工艺的复杂程度和肽链的长短，水解蛋白质配方分为适度（部分）水解蛋白质配方奶粉、深度水解蛋白质配方奶粉和完全水解的氨基酸配方奶粉。

（二）无乳糖配方奶粉

无乳糖配方奶粉是指对普通婴儿奶粉进行处理，选用大豆蛋白或一部分水解蛋白，乳糖则改为麦芽糊精替代，对乳糖不耐受或腹泻患儿等可减少腹胀、腹泻，其营养成分与通常配方奶粉类似。

（三）低苯丙氨酸配方奶粉

苯丙氨酸含量低或无苯丙氨酸的配方奶粉为非全营养配方，适用于苯丙氨酸代谢障碍的患儿。

四、婴儿辅食喂养常见的问题

（1）在 4 月龄之前添加辅食可能有害。在婴儿尚未具备安全吞咽固体食物的口腔运动能力之前，喂食固体食物可能会引起误吸；在 4 月龄之前添加辅食可能会引起能量或营养素摄入不足或过多，且增加肾负荷。相关研究发现，过早添加固体食物与肥胖风险增加相关；对于 1 型糖尿病高危婴儿，在 3 月龄之前添加谷类食物，可能会增加其产生胰岛细胞抗体的风险。

（2）过晚添加辅食的可能危害。婴儿 7 月龄之后再添加辅食可能引起一些不良反应，如能量摄入不足，引起生长速度减慢；配方奶喂养的婴儿在儿童期体脂含量增加；如果母乳喂养的婴儿未按照推荐意见补铁，那么过晚添加辅食可能会引发缺铁；口腔运动功能发育迟滞；厌食固体食物；发生特应性疾病，如哮喘、变应性鼻炎、湿疹、食物过敏；对于 1 型糖尿病的高危婴儿，在7月龄之后再添加谷类食物可能会增加其产生胰岛细胞抗体的风险。

（3）食物过敏。辅食喂养时，若婴儿吃某种食物后出现1种或多种症状，则可能为食物过敏，如皮疹或皮肤上出现凸起的红色斑片，嘴唇或面部肿胀，呕吐，或腹泻、咳嗽，或呼吸困难、皮肤苍白等。

（4）婴儿饮食禁忌。1岁以下的婴儿不应喝牛奶、果汁或蜂蜜。

第四节　见习考核

病例：患儿，男，5月龄，体重7 kg。患儿为母孕38周顺产出生，出生体重3.1 kg，既往体健，无遗传代谢性疾病病史。

要求：请用配方奶粉为其配制一次奶，并写出奶方的计算过程。

第五章　新生儿及新生儿疾病

【目的与要求】

（1）熟悉新生儿（包括足月儿、早产儿）的定义、生理特点和护理等内容。

（2）掌握生理性黄疸与病理性黄疸的鉴别要点。

（3）熟悉病理性黄疸常见的病因及新生儿溶血病、新生儿败血症的临床特点。

（4）掌握引起新生儿呼吸障碍的疾病，如新生儿呼吸窘迫综合征、新生儿肺炎、新生儿湿肺等临床特点。

【地点】新生儿科病房、见习教室。

【学时】4学时。

【课前准备】复习新生儿概论、新生儿呼吸窘迫综合征、新生儿黄疸、新生儿败血症、新生儿溶血病和新生儿窒息等内容。

【教具】新生儿入院记录、鞋套、头罩、帽子等。

【见习安排】

（1）新生儿室见习。

（2）新生儿病史采集及病历书写要求。

（3）病例讨论。

（4）见习考核。

第一节　新生儿室见习

一、新生儿室见习的内容

（一）入室前的准备、手卫生等措施

1.入室前的准备

在进入新生儿室之前，应更换入室鞋，穿好入室服。按六步洗手法使

用流动水严格清洗双手，再用一次性消毒手巾纸擦干双手。

2. 手卫生

遵循一接触一洗手的原则，即接触患儿前后、清洁操作前、接触体液后、接触患儿物品后、由污染区到清洁区、穿脱隔离衣前后、脱手套后、处理药物或配餐前均须洗手。

（二）新生儿病房的基本布局、常用仪器设备及环境设置要求

1. 新生儿病房的分类

新生儿病房分为普通病区、重症监护室、隔离室、配奶间、沐浴间和治疗室等。

2. 新生儿暖箱

新生儿暖箱可以调节温度、湿度，具有隔离的作用，为新生儿尤其是早产儿提供合适的生长环境。不同孕周、体重、日龄的新生儿所需暖箱的温度、湿度不同。足月儿暖箱一般温度为 31 ～ 34 ℃，湿度为 55% ～ 65%；早产儿暖箱温度为 32 ～ 34 ℃，湿度为 60% ～ 90%。

3. 呼吸机

呼吸机可以改善通气、换气功能，为患儿提供呼吸支持，治疗各种类型的呼吸衰竭，以常频机械通气和无创通气应用最普遍。

二、查看足月儿与早产儿

（一）示教足月儿与早产儿的外貌特征及区别

足月儿与早产儿外貌特征比较见表 5-1。

表 5-1　足月儿与早产儿外貌特征比较

外貌	足月儿	早产儿
皮肤	皮肤红润，毳毛少，皮下脂肪多	皮肤红嫩、水肿，毳毛多，皮下脂肪少
头	头占全身比例的 1/4	头占全身比例的 1/3
头发	分条清楚	细而乱
耳郭	软骨发育好，耳舟成形、直挺	耳部软，缺乏软骨，耳舟不清楚

续表

外貌	足月儿	早产儿
乳腺	乳晕清楚，乳头隆起，乳腺结节＞4 mm	乳晕无或淡，乳腺结节＜4 mm
跖纹	跖纹遍及整个足底，或超过足底的前2/3	跖纹少，仅分布在足底的前1/3
指（趾）甲	达到或超过指（趾）尖	未达到指（趾）尖
外生殖器（男婴）	睾丸已降，阴囊皱裂多	睾丸未降或未全降，阴囊皱裂少
外生殖器（女婴）	大阴唇完全遮盖小阴唇	大阴唇未遮盖小阴唇

（二）观察新生儿的呼吸特点

（1）新生儿胸腔小，呈桶状，呼吸肌力量弱，易发生呼吸衰竭。新生儿主要靠膈肌呼吸，因此呼吸方式以腹式呼吸为主。

（2）呼吸运动较浅，但频率快，一般为40～60次/分，哭闹时呼吸频率更快。新生儿呼吸中枢不成熟，呼吸节律也可不规则，早产儿甚至有呼吸暂停的现象。如果足月儿发生呼吸暂停现象，往往提示有疾病存在。

（3）呼吸暂停。呼吸停止超过20秒，同时伴有心率＜100次/分，或出现皮肤青紫、血氧饱和度下降。

（三）观察新生儿原始反射

新生儿原始反射包括觅食反射、吸吮反射、握持反射和拥抱反射。新生儿原始反射一般可持续2～3个月。

1. 觅食反射

用奶嘴抚弄新生儿的口角或面颊部，可见新生儿转头张嘴，开始吸吮动作。

2. 吸吮反射

将奶嘴放入新生儿口中，甚至上下唇间，即可引出新生儿唇和舌的吸吮动作，且吸吮动作有一定的强度、节律。

3. 握持反射

新生儿取仰卧位，检查者的手指从尺侧伸入新生儿掌心，可感觉到新生儿的手做抓握动作。

4. 拥抱反射

新生儿取仰卧位，头处正中位。检查者拉住新生儿的双手并向上提拉，当新生儿的颈部离开台面 2～3 cm，即 10°～15° 时，检查者突然松开新生儿的双手，使其恢复仰卧位，可见新生儿的双上肢向两侧伸展，手张开，然后上肢屈曲内收，动作过程似拥抱的过程。

（四）观察新生儿常见特殊的生理特点

1. 假月经和乳房肿大

由于分娩后来自母体的雌激素突然中断，部分女婴在出生后 5～7 天阴道流出少许血液或非脓性分泌物，称为假月经。假月经可持续 1 周。男女新生儿出生后 4～7 天均可有乳腺增大，如蚕豆或核桃大小，2～3 周消退，切不可挤压，以防感染。

2. 新生儿红斑

新生儿红斑常在出生后 1～2 天出现，呈大小不等、边缘不清的斑丘疹，散布于头面部、躯干及四肢，多在 1～2 天内消退。

3. 粟粒疹

由于皮脂腺堆积，在鼻尖、鼻翼、颜面部形成针头样的黄白色粟粒疹，脱皮后自然消失。

4. 马牙

新生儿口腔上颚中线和齿龈部位有白色或淡黄色、米粒大小的颗粒，由上皮细胞堆积形成，俗称"马牙"，数周后可自然消退。

三、新生儿高胆红素血症及蓝光治疗

（一）观察新生儿的皮肤、巩膜黄疸的特点

1. 黄疸出现的部位

新生儿黄疸一般先从巩膜开始黄染，进而发展至颜面部、躯干、四肢，最后手心、足心均出现黄染，消退顺序与之相反。

2. 生理性黄疸和病理性黄疸的鉴别要点

生理性黄疸和病理性黄疸的鉴别见表 5-2。

表 5-2 生理性黄疸与病理性黄疸的鉴别

鉴别要点	生理性黄疸	病理性黄疸
胆红素性质	以血清未结合胆红素为主	血清结合胆红素＞ 26 μmol/L（1.5 mg/dL）
出现时间	足月儿 2～3 天，早产儿 3～5 天	24 小时内
高峰时间	足月儿 4～6 天	不确定
发展速度	每天血清胆红素升高，一般小于 85 μmol/L（5 mg/dL）	每天血清胆红素升高，一般大于 85 μmol/L（5 mg/dL）
黄疸程度	血清总胆红素值尚未超过 Bhutani 曲线的第 95 百分位	血清总胆红素值已达到 Bhutani 曲线的第 95 百分位
持续时间	足月儿不超过 2 周，早产儿不超过 4 周	足月儿＞ 2 周，早产儿＞ 4 周，或者退而复现
一般情况	良好	有伴随症状

3. 新生儿高胆红素血症

目前，临床上多使用新生儿高胆红素血症作为新生儿早期黄疸的诊断。诊断标准：对于孕周≥ 35 周的足月儿，血清总胆红素水平超过对应的 Bhutani 曲线（如图 5-1 所示）的第 95 百分位数时定义为新生儿高胆红素血症，应予以干预；对于孕周＜ 35 周的早产儿，由于其肝脏处理胆红素的能力较弱、血脑屏障功能较差，且合并症较多，更容易出现胆红素脑病等并发症，早产儿的干预指征需要参照孕周光疗曲线表，其临床干预指征更为灵活。

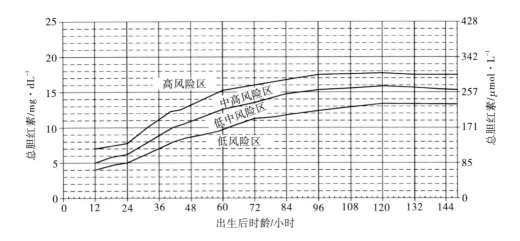

图 5-1　出生后时龄胆红素风险评估曲线（Bhutani 曲线）

（二）蓝光治疗

1. 原理

皮肤未结合胆红素（脂溶性）经蓝光照射后，胆红素双键构型转变方向，转为水溶性（结合胆红素）异构体，从而随胆汁或尿液排出，血清胆红素下降。

2. 方法

一般采用波长为 425 ～ 475 nm 的蓝色荧光灯，持续治疗 12 小时。

3. 注意事项

（1）蓝光治疗时，应保护重要部位，如眼睛用黑布遮盖，会阴用尿布遮盖。

（2）蓝光治疗可增加不显性失水，应注意补充液体。

（3）监测患儿的体温，避免体温过高。

（4）蓝光治疗出现青铜症、皮疹、腹泻等不良反应，暂停治疗后可自行缓解。

（三）胆红素脑病的表现

胆红素脑病一般分为警告期、痉挛期、恢复期、后遗症期等。

（1）警告期。胆红素脑病的警告期一般为 12 ～ 24 小时，表现为嗜睡、反应低下、吸吮无力、拥抱反射不全、拒食、肌张力减退等。

（2）痉挛期。胆红素脑病的痉挛期一般为24～48小时，表现为痉挛、发热、肌张力增高、尖叫、惊厥、呼吸暂停、呼吸衰竭、角弓反张等。

（3）恢复期。胆红素脑病的恢复期一般为2周，吸吮力和对外界刺激的反应先恢复，继而呼吸好转，抽搐减少，角弓反张消失，肌张力逐渐恢复。

（4）后遗症期。一般2～3个月后严重的胆红素脑病可遗留神经系统后遗症，主要表现为手足徐动、眼球运动障碍、听力障碍（出生后2个月至3岁）、牙釉质发育不良等。

四、新生儿常见疾病

（一）新生儿呼吸窘迫综合征（NRDS）

1. 查看NRDS新生儿的呼吸特点

NRDS多见于早产儿，胎龄越小，发病率越高，糖尿病母亲所生婴儿、剖宫产儿发生率也较高。临床表现为出生后6小时内逐渐出现呼吸困难、青紫，进行性加重，伴呼气性呻吟，吸气性三凹征。

2. 了解氧疗及呼吸支持方法

（1）氧疗。提供适当浓度的氧，以提高血氧分压及血氧饱和度（SaO_2），从而保证组织的供氧，消除或减少缺氧对机体的不利影响。临床上可选择高流量给氧、鼻导管给氧、面罩或头罩给氧等方法，根据患儿需要使用空氧混合装置调节合适的氧浓度。

（2）辅助通气。辅助通气包括无创通气和有创通气两种形式。

（二）新生儿败血症

1. 观察新生儿败血症的临床表现

新生儿败血症根据发病的时间分为早发型（出生7天内起病）和晚发型（出生7天后起病）。早期症状、体征常不典型，无特异性，尤其是早产儿，一般表现为反应差、嗜睡、少吃、少哭、少动、发热或体温不升、体重不增或增长缓慢等症状，常合并其他系统症状。新生儿败血症常见的临床表现见表5-3。

表 5-3　新生儿败血症常见的临床表现

位置	临床表现
全身	发热，体温不稳定，反应差，喂养差，水肿，出生时 Apgar 评分低
呼吸系统	呼吸困难、呼吸暂停、发绀等
消化系统	黄疸、腹胀、呕吐、胃潴留、腹泻、肝脾肿大等
循环系统	面色苍白，四肢冷，心动过速、过缓，皮肤呈大理石样花纹，低血压或毛细血管充盈时间 > 3 秒
泌尿系统	少尿及肾功能衰竭
中枢神经系统	嗜睡、少吃、少哭、少动、激惹、惊厥、原始反射减弱、肌张力下降、尖叫、前囟饱满
血液系统	出血、紫癜

2. 学习新生儿败血症的用药原则

（1）早用药。对于临床上怀疑败血症的新生儿，不必等待血培养结果，应尽早使用抗生素。

（2）静脉给药或联合给药。在未明确病原菌前，可结合当地菌种流行病学特点和耐药菌株情况选择针对革兰氏阳性菌、革兰氏阴性菌联合使用；在明确病原菌后，可根据药物敏感试验结果选择用药。

（3）疗程足够。疗程 10 ～ 14 天，有并发症者治疗时间须延长 3 ～ 4 周。

（4）注意药物的毒副作用。1 周以内的新生儿，尤其是早产儿，肝肾功能不成熟，给药次数宜相应减少。

（三）新生儿溶血症

1. 新生儿溶血症

新生儿溶血症是指母、子血型不合引起的同族免疫性溶血，由父源性红细胞血型抗原通过胎盘进入母体，刺激母体产生相应的血型抗体，该抗体进入胎儿血液循环后，与红细胞的相应抗原结合，在单核巨噬细胞系统内被破坏引起溶血。新生儿溶血症多见于母亲血型为 O 型，而胎儿血型为 A 型或 B 型。

2. 治疗

新生儿溶血症的治疗方法包括光照疗法、换血疗法、药物疗法等。

（四）新生儿窒息

1. Apgar 评分

新生儿 Apgar 评分标准见表 5-4。

表 5-4　新生儿 Apgar 评分标准

体征	评分标准		
	0 分	1 分	2 分
皮肤颜色	青紫或苍白	身体红，四肢青紫	全身红润
心率	无	< 100 次 / 分	> 100 次 / 分
呼吸	无	微弱，不规则	正常，哭声响
肌张力	松弛	四肢略屈曲	四肢活动好
对刺激反应	无反应	有些动作，如皱眉	哭声响，反应灵敏

注：8～10 分为正常，4～7 分为轻度窒息，0～3 分为重度窒息。

2. 窒息后多脏器受损

（1）中枢神经系统。缺氧缺血性脑病和颅内出血，如意识障碍、肌张力改变、原始反射减弱或消失、惊厥、脑电图改变等。

（2）呼吸系统。羊水或胎粪吸入综合征、肺出血及呼吸窘迫综合征等，如呼吸困难、呼吸衰竭等。

（3）心血管系统。持续性肺动脉高压、缺氧缺血性心肌病，后者表现为各种心律失常、心力衰竭、心源性休克等。

（4）泌尿系统。肾功能不全、肾衰竭及肾静脉血栓形成等，如少尿或无尿、肌酐升高、β2 微球蛋白升高、氮质血症等。

（5）代谢系统。低血糖或高血糖、低钙血症、低钠血症、低氧血症、高碳酸血症及黄疸加重或时间延长等。

（6）消化系统。应激性溃疡、坏死性小肠结肠炎，可表现为喂养不耐受、胃潴留、腹胀、呕血、血便、肠鸣音减弱或消失等。

（7）血液系统。弥散性血管内凝血、血小板减少，如广泛性脏器出血、凝血功能障碍等。

第二节 新生儿病史采集及病历书写要求

一、新生儿病史采集的内容

（一）一般记录

新生儿病史采集主要记录新生儿的姓名、性别、日龄（出生后1周内应精确到小时）、民族、籍贯、入院时间、父母姓名、家庭住址、联系方式、供史者等内容。

（二）主诉

主要症状及伴随症状的发生部位和时间。

（三）现病史

（1）起病的时间、方式和地点。

（2）症状性质，如诱因、部位、严重程度、频度、间隔时间、持续时间、伴随症状。

（3）疾病经过，如疾病的发展和变化，影响疾病加重或减轻的因素。

（4）治疗经过，如治疗方法、药物名称、剂量、治疗地点和治疗效果等。

（5）出生情况，如出生前胎儿情况、分娩方式、有无胎膜早破，以及羊水、胎盘、脐带、Apgar评分、复苏抢救情况等，还应包括与出生过程有关的疾病。

（6）一般情况，包括患病前的健康状态，患病后的精神状态、食欲和奶量。

（四）个人史

（1）出生史，包括胎次、产次、出生时间、出生体重、胎龄，有无窒息（Apgar评分）、惊厥、出血，以及治疗情况、母亲妊娠史及分娩情况。

（2）喂养史，包括开奶时间、喂养方式、喂养量、乳品种类。

（3）生长发育史，包括体重、身高、头围、胸围等发育情况。

（4）预防接种史，包括卡介苗和乙肝疫苗接种情况。

（五）过去史

过去史包括胎儿期情况及出生后的患病情况。

（六）家族史

（1）父母的年龄、职业、文化程度、民族、有无亲属关系、健康状况、患病情况、有害物质接触史。

（2）同胞兄姐及近亲健康状况、患病情况（详细记录母亲各胎次情况及原因）。

（3）家族成员遗传病史、先天性疾病史、过敏性疾病史、地方病史。

二、新生儿病历书写的注意事项及要求

（一）新生儿病历书写与普通儿科病历书写的区别

（1）新生儿病历着重对出生史的描述，包括胎次、产次、胎龄、出生时间、出生体重、分娩方式、有无窒息（Apgar 评分）情况等。

（2）新生儿病历细化喂养史的情况，如喂养种类、喂养方式、喂养量、间隔时间、开奶时间及吸吮、吞咽情况，是否存在呕吐、腹胀等。

（3）新生儿病历注重描述生长发育具体数值的情况，如身长、体重、头围、胸围及所在的生长曲线百分位数。

（4）新生儿病历增加母亲孕产史及孕期情况的描述，如母亲妊娠合并症、并发症及其治疗情况，既往妊娠分娩情况，等等。

（二）体检描述的重点

（1）对生长发育的评估，如身长、体重、头围、胸围等。

（2）对于早产儿或足月患儿外貌特点的描写，并评估胎龄的情况。

（3）查体的描述，如心、肺、腹查体的异常体征（心脏、肝脏大小与普通新生儿的区别）。

（4）神经系统查体，如新生儿特有的原始反射引出情况，对其肌力、肌张力的评估情况。

三、新生儿病历书写格式范例

广西医科大学第二附属医院新生儿科住院病历

姓名：高××之子 　　　　　　　　　　　　　住院号：××××××

姓名：高××之子	性别：男　　日龄：8小时　　民族：汉族　　籍贯：南宁 出生时间：2021年6月5日12时10分
	住址：南宁市白沙大道×号
	家长姓名：父亲为石××，母亲为高××
	电话号码：××××××××××

入院时间：2021年6月5日20时00分
主诉：早产儿出生后呼吸急促，伴呻吟6小时

病史叙述者：患儿父亲及当地医师	可靠程度：基本可靠

　　现病史：代诉患儿系孕3产1（G_3P_1），胎龄31周，在当地卫生院经阴道分娩出生，早产原因不详。Apgar评分：1分钟评分为8分（肌张力及肤色各扣1分），5分钟评分为9分（肌张力扣1分），10分钟评分为9分（肌张力扣1分），出生时给予保暖、清理呼吸道及吸氧等处理。无胎膜早破，羊水清、无臭味，脐带和胎盘正常。出生后未曾开奶。已解初尿，未排胎便。于分娩前2小时其母亲曾用地塞米松1次。于出生后2小时左右发现患儿呼吸明显增快，80～90次/分，伴口吐白沫，口周、肢端青紫和呼气性呻吟，予以吸痰、吸氧等处理，青紫稍有改善，但呼吸困难和呻吟逐渐加重，并出现吸凹征及紫绀。当地医院产科医师见病情加重，遂以"新生儿呼吸窘迫综合征"转入我院儿科新生儿重症监护病房（NICU）。病程中无嗜睡、激惹、眼球凝视、惊厥和尖叫，无发热，体温不升。出生后精神反应差，未开奶，尿少，大便未解。

　　个人史：

　　出生史：G_3P_1，孕31周，不明原因早产，在南宁××医院经阴道娩出，出生时间为2021年6月5日12时10分。羊水清，量正常，无异味，胎盘、胎膜完整，脐带无异常，出生体重1.65 kg。Apgar评分：1分钟评分为8分，5分钟及10分钟评分均为9分，无抢救史。

　　喂养史：出生后未喂糖水，未开奶，未排胎便，已解小便。

姓名：高××之子　　　　　　　　　住院号：××××××

预防接种史：未接种卡介苗及乙肝疫苗。

过去史：无宫内发育迟缓、器官发育畸形等，无挑马牙、擦口腔史，脐带未脱，无血性、脓性分泌物。

家族史：父亲 40 岁，血型为 AB 型，既往体健。母亲 32 岁，血型为 A 型，既往体健，有 2 次流产史，分别为 3 年前人工流产 1 次，1 年前自然流产 1 次（孕 15 周时停孕），无死胎史；孕期无妊娠高血压病史，无风疹、疱疹等病史，未接触过特殊毒物、药物及射线等，否认肝炎、结核病等传染病史，无尿路感染。非近亲结婚，否认传染病、遗传病等病史。

体格检查

一般测量：体温 35.6 ℃，脉搏 160 次 / 分，呼吸 70 次 / 分，血压 50/30 mmHg，体重 1.65 kg，身长 45 cm，头围 27 cm，胸围 30 cm。

一般状况：发育正常，营养中等，早产儿外貌，神志清，反应差，弹足 5 次哭，无呻吟，哭声弱、无力，无尖叫。

皮肤：口周、肢端青紫，颜面皮肤轻度黄染，无出血点、皮疹、水肿、硬肿等，皮肤弹性正常，皮下脂肪厚 0.2 cm。

头颅五官：

头部：头颅外形正常，无产瘤及血肿，前囟平软，大小 2.5 cm×2.5 cm，后囟未闭，大小为 0.4 cm，无颅骨缺损及颅缝裂开等。

眼：无畸形，眼睑无浮肿，眼球运动正常，无凝视及震颤，双侧瞳孔等圆、等大，直径 2 mm，对光反射存在，睑结膜无充血及脓性分泌物。

耳：外耳无畸形，耳郭正常，外耳道无分泌物。

鼻：无畸形，可见鼻煽。

口：口唇青紫，口腔黏膜及咽部未见异常。

颈部：颈无抵抗，无斜颈、颈蹼、胸锁乳突肌血肿。

姓名：高××之子　　　　　　　　　　　住院号：××××××

胸部：

胸廓：桶状胸，锁骨无骨折。

肺脏：

望诊：腹式呼吸，呼吸频率为70次/分，节律不整，呼吸急促，三凹征（＋）。

触诊：双侧胸廓移动度对称，未及胸膜摩擦感，语音震颤未检。

叩诊：双肺叩诊浊音，无实音。

听诊：双肺呼吸音减弱，肺底部可闻及细小湿啰音。

心脏：

望诊：心前区平坦，无隆起或凹陷，心尖搏动在胸骨左缘第五肋间，乳线外0.5 cm。

触诊：心尖搏动在胸骨左缘第五肋间、左乳线外0.5 cm，无震颤，未及心包摩擦感。

叩诊：心界不大，心左界最远处位于胸骨左缘第五肋间，左乳线外0.5 cm。

听诊：心率为160次/分，心律齐，心音低钝，各瓣膜未闻及杂音和额外心音，P2正常，无亢进及减弱。

腹部：

望诊：腹膨隆，脐带未脱，无脓性、血性、浆液性分泌物，无臭味，无脐轮红肿，无脐疝，未见胃肠型及蠕动波。

触诊：腹软，肝肋下2 cm，边界清，质软，脾肋下未触及包块。

叩诊：腹中部叩诊鼓音，移动性浊音（－）。

听诊：肠鸣音4次/分，无亢进及减弱，未闻及血管杂音。

脊柱、四肢：脊柱、四肢无畸形，脊柱中线无肿物，臂丛神经无损伤。四肢肌张力低，四肢暖，毛细血管再充盈时间为上臂3秒、足底3秒。

肛门及外生殖器：肛门正常，无肛门闭锁，睾丸未降至阴囊，无鞘膜积液、

姓名：高××之子   住院号：××××××

尿道下裂、两性畸形等。

　　神经系统：

　　姿势活动：屈曲状态，无不规则运动。

　　意识状态：神清，反应迟钝，无激惹、昏迷等。

　　肢体张力：四肢肌张力低，腘窝成角＞110°。足跟碰耳试验：不至耳，内收肌角＜60°。围巾征：肘过中线。前臂回弹试验：回弹慢。颈牵拉反应：不能竖头。

　　原始反射：吸吮反射可引出，觅食反射、拥抱反射、握持反射均减弱。

　　胎龄评分（早产儿）：31周。

实验室及器械检查

　　血常规：白细胞计数（WBC）为 17×10^9/L，中性粒细胞比率（N%）为0.60，淋巴细胞比率（L%）为0.40，红细胞计数（RBC）为 5.5×10^{12}/L，血红蛋白（HGB）为180 g/L，血小板计数（PLT）为 330×10^9/L。血气分析：pH值7.25，二氧化碳分压（PCO_2）为65 mmHg，氧分压（PO_2）为40 mmHg，碳酸氢根（HCO_3^-）为16.6 mmol/L，剩余碱（BE）为 −8.3 mmol/L。胃液泡沫振荡试验（−）。胸片：胸廓呈钟形，双肺透亮度减低，呈毛玻璃状，心、膈影模糊不清，可见支气管充气征。

摘　要

　　患儿，男，时龄8小时，因"早产儿出生后呼吸困难6小时"于2021年6月5日20时10分急诊入院。患儿系 G_3P_1，胎龄31周，自然分娩，早产原因不详，出生情况无特殊，Apgar评分分别为8分、9分、9分。分娩前2小时，其母亲曾使用地塞米松。于出生后2小时左右出现呼吸增快，伴青紫和呼气性呻吟，曾予吸痰、吸氧等处理，呼吸困难和呻吟逐渐加重。当地医院以新生儿呼吸困难转入我院儿科 NICU。未开奶，未解胎便，解初尿1次。母亲有2次流产史。查体：体温35.6 ℃，脉搏160次/分，呼吸80次/分，血压50/30 mmHg，体重1.65 kg。神清，早产儿外貌，反应差，哭声弱，呼吸急促，口周发绀，鼻煽、三凹征（＋）。双肺呼吸音减弱，肺底部可闻及中等量细小水泡音。心腹查体无特殊。四肢肌张力

姓名：高××之子　　　　　　　　　　　住院号：××××××

低下，原始反射未引出。辅助检查：血气分析，pH 值 7.25，PCO_2 为 65 mmHg，PO_2 为 40 mmHg，HCO_3^- 为 16.6 mmol/L，BE 为 -8.3 mmol/L。胃液泡沫振荡试验（-）。胸片：胸廓呈钟形，双肺透亮度减低，呈毛玻璃状，心、膈影模糊不清，可见支气管充气征。

初步诊断：

（1）早产儿，低出生体重儿，适于胎龄儿。

（2）新生儿呼吸窘迫综合征。

（3）Ⅱ型呼吸衰竭，混合性酸中毒。

病例分型：D 型。

住院医师：梁×× 实习医师：姚××

2021 年 6 月 5 日 22：00

第三节 病例讨论

一、病例一

患儿为呼吸障碍性疾病，要求提供患儿的病史资料、影像学资料、血气分析单、血常规，以及与呼吸相关的视频信息。

病史资料：××之子，男，因早产出生后气促 18 分钟入院。患儿系孕 33^{+5} 周，第一胎第一产，因完全性前置胎盘于 2020 年 10 月 28 日 9：42 在手术室剖宫产出生，出生时无窒息史。Apgar 评分，1 分钟评分为 9 分（呼吸扣 1 分），5 分钟评分为 10 分，10 分钟评分为 10 分。羊水、脐带、胎盘正常。出生体重 1.98 kg。无胎膜早破。患儿出生后约 15 分钟出现呼吸急促，伴口吐泡沫，哭声低，无紫绀、呻吟、呼吸暂停、发热、尖叫、抽搐等症状。病后精神、反应尚可，未开奶，未解大小便。家族史：母亲地中海贫血基因检测提示 β 珠蛋白基因 CD41-42 位点杂合子突变，基因型为 β CD41-42/

β N。

入院查体：体温 36 ℃，脉搏 150 次 / 分，呼吸 75 次 / 分，血压 71/36 mmHg，身长 46 cm，头围 31 cm，胸围 29 cm。神清，早产儿外貌，皮肤巩膜无黄染，无破损、皮疹，无皮下出血点。前囟大小 1.0 cm×1.0 cm，平软，后囟未闭，头颅未触及肿物。口唇红润。可见轻度吸气三凹征，两肺呼吸音对称，呼吸音清，未闻及干湿啰音。心界不大，心率 150 次 / 分，心律齐，各瓣膜听诊区未闻及杂音。腹部外形微膨隆，脐带残端结扎，无渗血、渗液，无触及腹部包块，肝脏肋下 1 cm 可触及，质软，脾脏肋下无触及，听诊肠鸣音连续。脊柱无畸形。四肢肢端稍凉，双下肢凉至踝关节，双上肢凉至腕关节。双侧睾丸未下降至阴囊。原始反射未引出。影像学资料：床旁胸 X 光平片如图 5-2 所示。

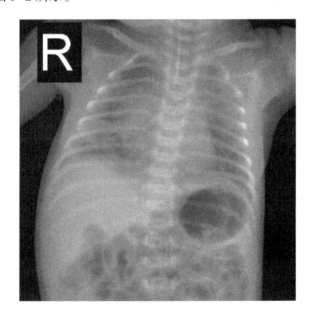

图 5-2　床旁胸 X 光平片

辅助检查：该患儿的血气分析和血常规检测结果见广西医科大学第二附属医院的报告单（表 5-5、表 5-6）。

表5-5 广西医科大学第二附属医院报告单

医嘱名称：血气分析 仪器： 病案号： 流水号： 检验编码：

姓名：××之子 性别：男 年龄：1小时 科别：新生儿科 床号：8

初步诊断：

项目名称	结果	单位	参考范围
［T］温度	36.0	℃	
［FiO_2］吸氧浓度	21	%	
［pH］酸碱度	7.25		7.35～7.45
［PCO_2］二氧化碳分压	56.0	mmHg	33.00～45.00
［PO_2］氧分压	50.0	mmHg	80.00～100.00
［AB］实际碳酸氢根	18.2	mmol/L	21.40～27.30
［SB］标准碳酸氢根	18.6	mmol/L	21.30～24.80
［BE］剩余碱	−6.1	mmol/L	−3.00～3.00
［Lac］乳酸	3.6	mmol/L	0～1.0

表5-6 广西医科大学第二附属医院报告单

医嘱名称：血常规 病案号： 姓名：××之子 性别：男 年龄：1小时

科别：新生儿科 床号：8 初步诊断：

项目名称	结果	单位	参考范围
［WBC］白细胞计数	23.3	10^9/L	15.00～20.00
［RBC］红细胞计数	4.57	10^{12}/L	6.00～7.50
［HGB］血红蛋白	143	g/L	170.00～200.00
［PLT］血小板计数	299	10^9/L	100.00～300.00
［NEU%］中性粒细胞百分比	0.729		0.400～0.750
［LYM%］淋巴细胞百分比	0.271		0.200～0.500

续表

医嘱名称：血常规	病案号：	姓名：××之子	性别：男	年龄：1小时

科别：新生儿科　　床号：8　　初步诊断：

项目名称	结果	单位	参考范围
［MONO%］单核细胞百分比	0.14		0.030～0.100
［EO%］嗜酸性粒细胞百分比	0.03		0.004～0.080
［BISO%］嗜碱性粒细胞百分比	0.001		0.000～0.010
［NEU］中性粒细胞绝对值	8.5	10^9/L	1.80～6.30
［LY］淋巴细胞绝对值	2.95	10^9/L	1.10～3.20
［MONO］单核细胞绝对值	1.51	10^9/L	0.10～0.60
［EOS］嗜酸性粒细胞绝对值	0.3	10^9/L	0.02～0.52
［HCT］红细胞比容	0.45		0.400～0.500
［MC］平均红细胞体积	99.8	fl	82.00～100.00
［MCH］平均RBC血红蛋白含量	35.4	pg	27.00～34.00
［MCHC］平均RBC血红蛋白浓度	355.0	g/L	316.00～354.00
［CRP］急性期反应蛋白	1.0	mg/L	0～1.0

1. 分组讨论

（1）该患儿可能的诊断和诊断依据分别是什么？

（2）该患儿需要完善哪些检查才能进行鉴别诊断？

（3）治疗原则是什么？

2. 主题讨论

（1）病理上的肺泡透明膜产生的机理是什么？是否只会发生在NRDS的新生儿？

（2）出生后缺乏肺泡表面活性物质，除了早产，还有哪些原因？

二、病例二

××之子，男，因"出生后皮肤黄染 2 天"入院。患儿系孕 38^{+5} 周，G$_2$P$_1$，于 2022 年 8 月 21 日 11：12 经阴道顺利娩出，出生时无窒息史。Apgar 评分，1 分钟评分为 10 分，5 分钟评分为 10 分，10 分钟评分为 10 分。羊水、脐带、胎盘正常。出生体重 3.45 kg。无胎膜早破。患儿出生后在产科母婴同室，母乳喂养。入院前 2 天（约出生后 12 小时）无明显诱因下出现皮肤黄染，初为颜面皮肤黄染，后逐渐加重，波及躯干和四肢。无发热、精神差、嗜睡、拒奶、抽搐等。未给予治疗。经新生儿科会诊，考虑新生儿高胆红素血症，转入新生儿科。病后精神反应好，吃奶好，出生当天已解胎便，目前胎便未转黄，小便正常。家族史：祖籍在广西。母亲血型为 O 型，父亲血型为 B 型。有一个姐姐，体健。母孕史：无特殊疾病和用药史。

入院查体：体温 36.8 ℃，脉搏 140 次 / 分，呼吸 40 次 / 分，血压 71/36 mmHg，神清，足月儿外貌，精神、反应好，皮肤红润，中度黄染，手、足心皮肤不黄，无破损、皮疹，无皮下出血点。前囟大小 1.0 cm×1.0 cm，平软，头颅未触及肿物。巩膜黄染，口唇红润。呼吸平稳，两肺呼吸音对称，呼吸音清，未闻及干湿啰音。心界不大，心率 140 次 / 分，心律齐，各瓣膜听诊区未闻及杂音。腹部外形微膨隆，脐带残端结扎，无渗血、渗液，未触及腹部包块，肝脏肋下 1.0 cm 可触及，质软，脾脏肋下无触及，听诊肠鸣音连续。脊柱无畸形。四肢肢端温暖。四肢肌张力正常，原始反射正常引出。双侧睾丸已降至阴囊。经皮测胆红素为 19 mg/dl。

辅助检查：该患儿的血常规、血气分析和肝功能检测结果见广西医科大学第二附属医院报告单（表 5-7 至表 5-10）。

表5-7　广西医科大学第二附属医院报告单

医嘱名称：血常规　病案号：　　姓名：××之子　性别：男　年龄：3天

科别：新生儿科　床号：6　初步诊断：

项目名称	结果	单位	参考范围
［WBC］白细胞计数	17.3	10^9/L	15.00 ～ 20.00
［RBC］红细胞计数	4.32	10^{12}/L	6.00 ～ 7.50
［HGB］血红蛋白	130	g/L	170.00 ～ 200.00
［PLT］血小板计数	276	10^9/L	100.00 ～ 300.00
［NEU%］中性粒细胞百分比	0.68		0.400 ～ 0.750
［LYM%］淋巴细胞百分比	0.22		0.200 ～ 0.500
［MONO%］单核细胞百分比	0.06		0.030 ～ 0.100
［EO%］嗜酸性粒细胞百分比	0.03		0.004 ～ 0.080
［BISO%］嗜碱性粒细胞百分比	0.00		0.000 ～ 0.010
［NEU］中性粒细胞绝对值	8.5	10^9/L	1.80 ～ 6.30
［LY］淋巴细胞绝对值	2.95	10^9/L	1.10 ～ 3.20
［MONO］单核细胞绝对值	1.51	10^9/L	0.10 ～ 0.60
［EOS］嗜酸性粒细胞绝对值	0.3	10^9/L	0.02 ～ 0.52
［HCT］红细胞比容	0.35		0.400 ～ 0.500
［MC］平均红细胞体积	989.8	fl	82.00 ～ 100.00
［MCH］平均RBC血红蛋白含量	3.4	pg	27.00 ～ 34.00
［MCHC］平均RBC血红蛋白浓度	338.0	g/L	316.00 ～ 354.00
［CRP］急性期反应蛋白	2.5	mg/L	0 ～ 1.0

表5-8 广西医科大学第二附属医院报告单

医嘱名称：血气分析　　仪器：　　病案号：　　流水号：　　检验编号：

姓名：××之子　　性别：男　　年龄：3天　　科别：新生儿科　　床号：6

初步诊断：

项目名称	结果	单位	参考范围
［T］温度	36.8	℃	
［FiO_2］吸氧浓度	21	%	
［pH］酸碱度	7.38		7.35～7.45
［PCO_2］二氧化碳分压	42.0	mmHg	33.00～45.00
［PO_2］氧分压	80.0	mmHg	80.00～100.00
［AB］实际碳酸氢根	21.2	mmol/L	21.40～27.30
［SB］标准碳酸氢根	21.6	mmol/L	21.30～24.80
［BE］剩余碱	−2.8	mmol/L	−3.00～3.00
［Lac］乳酸	1.6	mmol/L	0～1.0

表5-9 广西医科大学第二附属医院报告单

医嘱名称：肝功能　　病案号：　　姓名：××之子　　性别：男　　年龄：3天

科别：新生儿科　　床号：6　　初步诊断：

项目名称	结果	单位	参考范围
［T-Bil］总胆红素	298.60	μmol/L	5.10～19.00
［D-Bil］直接胆红素	12.34	μmol/L	1.70～6.80
［IBIL］间接胆红素	286.26	μmol/L	5.10～13.70
［D/T］直/胆总比值	0.04		0～0.4
［TBA］总胆汁酸	3.9	μmol/L	0～10
［ALT］丙氨酸氨基转移酶	12.5	U/L	0～35
［AST］天门冬氨酸氨基转移酶	15.4	U/L	0～35
［ALP］碱性磷酸酶	186.1	U/L	42～98
［γ-GT］γ-谷氨酰转移酶	9.3	U/L	9～39
［TP］总蛋白	67.1	g/L	66～87
［ALB］白蛋白	42.8	g/L	40～55
［Glo］球蛋白	20.3	g/L	20～35
［A/G］白球比	2.3		1～2.5

表 5-10　广西医科大学第二附属医院报告单

医嘱名称：血气分析　仪器：　病案号：　流水号：　检验编码：	
姓名：××之子　性别：男　年龄：3天　科别：新生儿科　床号：6	
初步诊断：	
项目名称	结果
ABO 血型系统	B 型
Rh 血型系统	阳性
游离试验	阳性
放散试验	阳性
Coombs 抗人球蛋白试验	阴性

1. 分组讨论

（1）该患儿可能的诊断和诊断依据分别是什么？

（2）该患儿需要完善哪些检查才能进行鉴别诊断？

（3）请给出针对该病例的治疗计划。

2. 主题讨论

（1）如何判断新生儿高胆红素血症的黄疸严重程度？

（2）如何观察新生儿胆红素脑病的临床表现？

（3）新生儿溶血病的治疗原则是什么？

第四节　见习考核

提供一份现有的病历（已查看过的患儿）资料，分组讨论诊断、诊断依据、鉴别诊断。结合疾病及患儿病史，提出 3 个主题进行讨论，建议提供开放性的问题。

第六章　呼吸系统疾病

【目的与要求】

（1）掌握上呼吸道感染、支气管炎和支气管肺炎的临床特点及主要区别。

（2）掌握支气管炎、毛细支气管炎及肺炎啰音的特点。

（3）掌握轻症、重症肺炎的临床表现、诊断、鉴别诊断及治疗。

（4）掌握不同病原体所致肺炎的特点。

（5）熟悉急性呼吸道感染的治疗原则。

（6）熟悉支气管肺炎及其并发症的 X 线表现。

【地点】儿科病房、见习教室。

【学时】4 学时。

【课前准备】复习上呼吸道感染、支气管炎、支气管肺炎等疾病的相关内容。

【教具】白大褂、听诊器、口罩、输氧设备、雾化器、胸片、视频。

【见习安排】

（1）回顾急性呼吸道感染的相关知识。

（2）病史采集及体格检查。

（3）病例讨论。

（4）见习考核。

第一节　急性呼吸道感染

一、急性上呼吸道感染

（一）临床表现

（1）呼吸道症状表现为鼻塞、流涕、咳嗽、喷嚏、咽痛等。

（2）全身可表现为发热、寒战、肌肉酸痛、头痛。

（3）部分患儿出现消化道症状，如腹痛、腹泻、呕吐等。

（4）婴幼儿全身症状严重，局部症状较轻，可有高热，可发生热性惊厥。

（5）年长儿局部症状较明显。

（6）查体可发现咽部充血，扁桃体肿大，滤泡增生，颌下、颈部淋巴结肿大、触痛，肺部正常。

（二）特殊类型的上呼吸道感染

疱疹性咽峡炎、咽结膜热是特殊类型的上呼吸道感染，其临床特点见表 6-1。

表 6-1　两种特殊类型的上呼吸道感染临床特点

项目	疱疹性咽峡炎	咽结膜热
病原体	病原体为柯萨奇病毒 A 组	病原体为腺病毒 3 型、7 型
好发时间	好发于夏、秋季，病程为 1 周	好发于春、夏季，病程为 1～2 周
症状	高热，可有惊厥、咽痛、吞咽困难、厌食、流涎	高热、咽痛、眼部刺痛、流泪
查体	咽腭弓，软腭，腭垂有多个 2～4 mm 的疱疹，周围有红晕，破溃后形成小溃疡	咽充血，球结膜充血，颈及耳后淋巴结增大

（三）治疗原则

（1）一般治疗。患者应多休息，多饮水，保持良好的周围环境。

（2）病因治疗。一般不需要抗病毒，有细菌感染或并发症可加抗生素，如青霉素类、头孢菌素类、大环内酯类。

（3）对症治疗。退热，止惊，鼻塞可酌情给予减充血剂。

二、急性支气管炎

（一）临床表现

（1）症状。大多数患者先有上呼吸道感染的症状，之后以咳嗽为主要症状，初期为干咳，以后有痰，部分有喘息。婴幼儿症状较严重，常有发热、腹泻、呕吐等症状，一般无全身症状。

（2）体征。双肺呼吸音粗，可闻及不固定干湿性啰音（随呼吸、咳嗽、体位而改变）。

（二）治疗原则

（1）一般治疗。

（2）抗感染治疗。多为病毒感染，一般不采用抗菌药物。

（3）对症治疗。不建议使用镇咳药物，可使用祛痰药物，如出现喘息，必要时可用支气管舒张剂进行雾化治疗。

三、毛细支气管炎

（一）临床表现

（1）发病年龄。常发生于 2 岁以下的小儿，首次发作大多为 6 个月以下的婴儿。

（2）症状。持续性干咳，发作性喘憋，无热或低、中热，严重者可发生呼吸衰竭。

（3）体征。肺部叩诊呈过清音，呼气延长，呼气性喘鸣；喘憋严重时听不到啰音，缓解后可闻及弥漫性中细湿啰音；严重者出现气促、三凹征、发绀、呼吸衰竭。

（4）病程。发病后 48 ～ 72 小时最危险，病程为 1 ～ 2 周。

（二）治疗原则

（1）氧疗。在海平面、呼吸空气的条件下，睡眠时血氧饱和度持续低于 88%，或清醒时血氧饱和度低于 90% 者应给予输氧治疗。

（2）控制喘息。①雾化吸入药物。包括给予支气管扩张剂（沙丁胺醇、异丙托溴铵）和糖皮质激素（布地奈德混悬液）吸入治疗。②一般不推荐静脉药物，但严重喘憋者可静脉使用甲泼尼龙。

（3）病原治疗。①对于呼吸道合胞病毒（RSV）感染的治疗可雾化吸入利巴韦林，静脉滴注呼吸道合胞病毒特异性免疫球蛋白（RSV–IVIG）。②对于 RSV 感染的预防，可使用帕利珠单抗。

（4）治疗并发症。如出现代谢性酸中毒、心力衰竭、呼吸衰竭等，须给予对症治疗。

四、支气管肺炎

（一）临床表现

1. 主要表现

（1）症状。主要症状为发热、咳嗽、气促，可有全身症状，如精神不振、食欲减退、烦躁不安、轻度腹泻或呕吐。

（2）体征。呼吸增快，呼吸 40～80 次/分，可见鼻翼煽动和吸气性凹陷；口周、鼻唇沟和指（趾）端发绀；肺部固定的中细湿啰音，以背部两侧下方及脊柱两旁较多，深吸气末更明显。

2. 重症肺炎

除呼吸系统受累外，可累及其他系统，并出现一系列相应的临床表现。

（1）循环系统（心力衰竭）。①安静状态下，呼吸突然加快，呼吸＞60 次/分。②安静状态下，心率突然增快，心率＞180 次/分。③突然极度烦躁不安，明显发绀、面色苍灰、甲皱微循环充盈时间延长。以上 3 项不能用发热、肺炎本身和其他合并症解释。④心音低钝、奔马律、颈静脉怒张。⑤肝脏迅速增大。⑥少尿或无尿，颜面、眼睑及双下肢浮肿。

（2）神经系统（缺氧中毒性脑病）。①烦躁、嗜睡、眼球上蹿、凝视。②球结膜水肿，前囟隆起。③昏睡、昏迷、惊厥。④瞳孔改变，对光反射迟钝或消失。⑤呼吸节律不整，呼吸心跳解离（有心跳，无呼吸）。⑥有脑膜刺激征，脑脊液检查除压力增高外均正常。除外热性惊厥、低血糖、低血钙及中枢神经系统感染，存在以上①～②项者，提示脑水肿，伴其他一项以上者可确诊缺氧中毒性脑病。

（3）消化系统。中毒性肠麻痹（频繁呕吐、严重腹胀、呼吸困难加重、肠鸣音消失）；重症患儿可有消化道出血（呕吐咖啡样物，大便潜血阳性或柏油样便）。

（4）抗利尿激素异常分泌综合征（SIADH）。①血钠 ≤ 130 mmol/L，血渗透压 ＜ 275 mmol/L。②尿钠 ≥ 20 mmol/L。③无血容量不足表现，皮肤弹性正常。④尿渗透摩尔浓度高于血渗透摩尔浓度。⑤肾功能正常。⑥肾上腺皮质功能正常。⑦血清抗利尿激素增高。

（5）弥散性血管内凝血（DIC）。血压下降，四肢凉，脉速而弱，皮肤、黏膜及胃肠道出血。

（二）严重度评估

肺炎患儿严重度评估见表6-2。

表6-2 肺炎患儿严重度评估

临床特征	轻度社区获得性肺炎	重度社区获得性肺炎
一般情况	好	差
拒食或脱水征	无	有
意识障碍	无	有
呼吸频率	正常或略增快	明显增快 *
发绀	无	有
呼吸困难（呻吟、鼻翼煽动、三凹征）	无	有
肺浸润范围	≤ 1/3 的肺	多肺叶受累或 ≥ 2/3 的肺
胸腔积液	无	有
脉搏血氧饱和度	> 96%	≤ 92%
肺外并发症	无	有
判断标准	出现上述所有表现	存在以上任何一项

注："*"表现为婴儿呼吸频率 > 70 次 / 分，年长儿呼吸频率 > 50 次 / 分。

（三）并发症

支气管肺炎的并发症主要包括脓胸、脓气胸、肺大疱、肺脓肿和支气管扩张等。脓胸、脓气胸、肺大疱、肺脓肿多见于金黄色葡萄球菌、耐药肺炎链球菌和某些革兰氏阴性杆菌，如克雷伯氏杆菌。

（1）脓胸。脓胸主要表现为高热不退，呼吸困难加重，患侧呼吸运动受限，语颤减弱。叩诊为浊音，听诊为呼吸音减弱，胸部 X 线示患侧肋膈角变钝。

（2）脓气胸。脓气胸主要表现为呼吸困难或突然加剧，剧烈咳嗽，烦躁不安，面色发绀；积液上方叩诊呈鼓音；立位 X 线可见液气面，可形成张力性气胸。

（3）肺大疱。肺大疱体积大者可引起呼吸困难，叩诊可局部有鼓音，X 线可见薄壁空洞或圆形透亮影。

（4）肺脓肿。肺脓肿主要表现为发热难退、胸痛、呼吸困难、咳出脓痰，X 线可见圆形阴影，可有液气面。

（5）支气管扩张。反复感染和支气管阻塞是支气管扩张的致病因素。支气管扩张的临床表现为反复咳嗽、咳痰，营养不良，杵状指（趾），肺底湿啰音。CT 特点是支气管宽度增宽（为伴行血管宽度的 1.5 倍以上）。

（四）辅助检查

1. 外周血检查

（1）白细胞检查。细菌性肺炎 WBC 计数升高，N 增多；病毒性肺炎 WBC 计数大多正常或偏低，L 增高。

（2）C- 反应蛋白（CRP）检查。细菌感染时 CRP 大多上升，非细菌感染时 CRP 上升不明显。

（3）前降钙素（PCT）检查。细菌感染时 PCT 可升高，抗菌药物治疗有效时，可迅速下降。

2. 病原学检查

（1）细菌学检查。细菌学检查包括细菌培养和涂片、肺炎链球菌荚膜多糖抗体水平测定等。

（2）病毒学检查。病毒学检查包括病毒分离、病毒抗体检测、病毒抗原检测、病毒特异性基因检测。

（3）其他病原学检查。其他病原学检查包括肺炎支原体检查、衣原体检查、嗜肺军团菌检查。

3. 影像学检查

胸片检查显示双肺中内带、中下野有大小不等的斑片状或片絮状阴影，或融合成片状阴影。

（五）诊断

一般有发热、咳嗽、气促的症状，肺部闻及中、细湿啰音和（或）胸部影像学有肺炎的改变，即可诊断为支气管肺炎。

（六）鉴别诊断

支气管肺炎的鉴别诊断见表6-3。

表6-3　支气管肺炎的鉴别诊断

项目	急性支气管炎	支气管异物	支气管哮喘
症状	不发热或低热，以咳嗽为主要症状	有异物吸入史，突然出现呛咳	过敏体质，持续性咳嗽，喘息反复发作3次以上
体征	肺部可闻及干湿啰音、不固定	双侧呼吸音不对称	肺部可闻及呼气相鸣音
辅助检查	X线示肺纹理增粗紊乱	X线示右侧肺不张或肺气肿	肺功能检查提示可逆性气道阻力增加

（七）治疗原则

1. 一般治疗

保持室内空气流通，呼吸道护理，合理营养，注意补充水和电解质。

2. 病因治疗

（1）抗生素使用原则。①使用有效、安全的抗生素。②选择敏感的药物。③早期治疗时使用抗生素。④抗生素使用时须足量、足疗程。⑤选择能够在病灶局部达到较高浓度的抗生素。⑥必要时联合用药。

（2）抗生素的选择及疗程见表6-4。

表6-4　抗生素的选择及疗程

病原	抗生素	疗程
G^+ 球菌	青霉素类，一、二代头孢菌素	7～10天为1个疗程
G^- 杆菌	二、三代头孢菌素	1～2周为1个疗程
金黄色葡萄球菌	苯唑西林，若苯唑西林无效，可用万古霉素	4～6周为1个疗程
肺炎支原体	大环内酯类	2～3周为1个疗程

（3）抗病毒。目前，临床仍缺乏特效的抗病毒药物，可酌情使用抗病毒药物治疗，如 α-干扰素雾化，口服奥司他韦（流感病毒药物），中药制剂。

3. 对症治疗

（1）氧疗。鼻导管给氧，氧流量为每分钟 0.5 ～ 1.0 L；面罩给氧，氧流量为每分钟 2 ～ 4 L。

（2）气道管理。保持呼吸道通畅，气道湿化。

（3）其他。给予降温、镇静等治疗。

4. 使用激素的适应证

（1）严重喘憋或呼吸衰竭。

（2）全身中毒症状明显。

（3）感染中毒性休克。

（4）脑水肿。

（5）胸腔短期有较大量渗出。

5. 并发症及并存症的治疗

（1）心力衰竭的治疗。①给氧，镇静。②利尿，使用呋塞米（速尿）。③服用强心药物，如洋地黄类药物西地兰。④服用血管活性药，如酚妥拉明。

（2）中毒性脑病的治疗。①脱水，给予甘露醇。②改善通气，必要时辅助通气。③服用扩张血管的药物，如酚妥拉明。④止痉，如地西泮（安定）。⑤使用激素，如地塞米松。⑥促进脑细胞恢复，如三磷酸腺苷、维生素 B_6。

（3）腹胀的治疗。①低钾者应及时补钾。②中毒性肠麻痹者应禁食，给予胃肠减压。

（4）SIADH 的治疗。纠正水电解质与酸碱平衡。

（5）并发症治疗。脓胸、气胸可外科会诊，反复抽气、排脓，必要时行胸腔闭式引流。

（6）生物制剂选用血浆、静脉注射用免疫球蛋白。

五、不同病原体所致肺炎的特点

不同病原体所致肺炎的特点见表 6–5。

表 6-5 不同病原体所致肺炎的特点

病原体	年龄	症状	体征	并发症	治疗
腺病毒	6个月至2岁	持续高热,精神萎靡,喘憋	密集湿性啰音	呼吸衰竭,闭塞性细支气管炎	使用西多福韦、人免疫球蛋白、激素
肺炎链球菌	＜5岁	发热,咳嗽,中毒症状	湿性啰音	脓胸和坏死性肺炎	使用头孢类、青霉素类
金黄色葡萄球菌	婴幼儿	发热、中毒症状明显	湿性啰音、脓气胸	肺脓肿	使用苯唑西林、万古霉素或利奈唑胺
肺炎支原体	学龄儿童及青年	发热、咳嗽、喘鸣	可有湿性啰音	胸腔积液,肺外的其他表现	使用大环内酯、四环素、喹诺酮类

第二节　病史采集及体格检查

一、病史采集及体格检查

（一）咳嗽的病史采集

咳嗽的病史采集见表 6-6。

表6-6　咳嗽的病史采集

采集要点	采集内容
一般项目	姓名、性别、年龄（出生年、月）、出生地
主诉	主要症状与症状持续的时间
现病史	起病情况及患病时间
	病因与诱因，如有无受凉、发热，是否与特殊物质或气味有关
	主要症状，如咳嗽的性质（干性咳嗽、湿性咳嗽），咳嗽的时间与规律（突发性、发作性、长期慢性、夜间咳嗽），咳嗽的音色（咳嗽时声音嘶哑、鸡鸣样咳嗽、金属音咳嗽、咳嗽无力），痰的性质和痰量，有无特殊气味及咯血
	伴随症状，如发热、鼻塞、流涕、胸痛、呼吸困难、喘息、盗汗、呛咳、腹痛
	病情的发展与演变，如加重、缓解及其因素
	诊疗经过，如是否就诊，何时何地就诊，接受的检查、结果及诊断，使用的药物、剂量、用药途径、药物疗程、药物疗效等
	一般情况，如精神、体力活动、睡眠、体重、食欲和大小便
既往史	药物及食物过敏史、湿疹史，平素健康状况，有无类似病史、结核病接触史、异物呛咳史，有无呼吸机使用病史、长期服用药物史、手术史、输血史
个人史	出生史（是否早产）、喂养史、生长发育史、预防接种史
家族史	有无鼻炎、鼻窦炎、哮喘病史

（二）咳嗽的体格检查

咳嗽的体格检查见表6-7。

表6-7 咳嗽的体格检查

检查项目	检查内容
生命体征	体温、脉搏、呼吸、血压
一般情况	精神萎靡或嗜睡
皮肤黏膜	肤色红润或苍白，皮肤有无出血点
	黏膜有无干燥
	弹性正常或降低
	四肢冷或暖
头颅、五官及颈部	前囟隆起或凹陷
	眼睑有无浮肿
	球结膜有无充血或水肿
	瞳孔的直径、对光反射
	鼻翼有无煽动
	口唇有无发绀、干燥，或口吐泡沫
	颈静脉有无怒张
胸部	检查呼吸频率及节律，有无吸凹征，双肺呼吸音听诊，胸部触诊，胸廓是否饱满
心脏	心率是否增快，有无心律不齐，心音低钝或有力
腹部	腹胀，肠鸣音减弱或消失，肝脏是否增大
循环灌注	检查动脉搏动、肤色、四肢温度、毛细血管再充盈的时间（CRT）
神经	检查脑膜刺激征、肌张力、腱反射

二、分组查看呼吸道感染患者

学生分组查看呼吸道感染患者的不同情况。

第三节　病例讨论

一、总结病例的特点

（1）起病年龄、缓急情况，病程长短。

（2）主要临床表现、鉴别诊断的阴性症状、诊疗过程及转归。

（3）既往史、个人史及家族史。

（4）体格检查的阳性体征，并描述重点内容。

（5）辅助检查情况，如实验室检查、影像学检查。

二、胸片阅片

在课堂上展示胸片，并进行讨论。

第四节　见习考核

患儿，女，1岁3个月，因"发热、咳嗽5天，气促1天"就诊。5天前在无明显诱因下出现发热，以高热为主，伴咳嗽，且为阵发性连声咳，有痰，无气促、呼吸费力，无鼻塞、流涕，无吐奶、哭闹不安，给予口服药物抗感染治疗后仍有持续高热，咳嗽无好转，1天前出现气促，伴呻吟，吃奶差。

查体：体温37 ℃，呼吸62次/分，脉搏190次/分，神清，精神欠佳。眼睑稍浮肿。可见吸凹征。双肺呼吸音粗，可闻及中细湿啰音。心率为190次/分，心律齐，心音低钝，各瓣膜听诊区未闻及杂音。腹部平软，无拒按。肝右肋下3.5 cm处可触及，质软，边缘锐利。脾肋下未触及，全腹未触及包块，肠鸣音正常。肢端暖，CRT为2秒。

辅助检查：该患儿的血常规检测结果见广西医科大学第二附属医院报告单（表6-8）。

表6-8　广西医科大学第二附属医院报告单

医嘱名称：血常规　仪器：　　病案号：　　　流水号：　　　检验编码：

姓名：×× 　　性别：女 　年龄：1岁3个月 　科别：儿科 　床号：

初步诊断：

项目名称	结果	单位	参考范围
［WBC］白细胞计数	25.0	10^9/L	5.00 ～ 12.00
［RBC］红细胞计数	4.50	10^{12}/L	4.00 ～ 5.50
［HGB］血红蛋白	120.0	g/L	120.00 ～ 160.00
［PLT］血小板计数	256.0	10^9/L	125.00 ～ 350.00
［NEU%］中性粒细胞百分比	0.85		0.400 ～ 0.750
［LYM%］淋巴细胞百分比	0.15		0.200 ～ 0.500
［MONO%］单核细胞百分比	0.064		0.030 ～ 0.100
［EO%］嗜酸性粒细胞百分比	0.36		0.004 ～ 0.080
［BISO%］嗜碱性粒细胞百分比	0.006		0.000 ～ 0.010
［NEU］中性粒细胞绝对值	10.5	10^9/L	1.80 ～ 6.30
［LY］淋巴细胞绝对值	0.8	10^9/L	1.10 ～ 3.20
［MONO］单核细胞绝对值	0.69	10^9/L	0.10 ～ 0.60
［EOS］嗜酸性粒细胞绝对值	0.36	10^9/L	0.02 ～ 0.52
［BISO］嗜碱性粒细胞绝对值	0.006	10^9/L	0.00 ～ 0.06
［HCT］红细胞比容	0.383		0.350 ～ 0.450
［MC］平均红细胞体积	83.8	fl	82.00 ～ 100.00
［MCH］平均RBC血红蛋白含量	7.6	pg	27.00 ～ 34.00
［MCHC］平均RBC血红蛋白浓度	330.0	g/L	316.00 ～ 354.00
［PDW］血小板体积分布宽度	0.16		0.15 ～ 0.18
［RDWCV］RBC体积分布宽度CV	0.13		0.11 ～ 0.14
［MPV］平均血小板体积	9.1		9.00 ～ 12.00
［PCT］血小板比容	0.283		0.110 ～ 0.280
［hsCRP］超敏C反应蛋白	150	mg/L	0 ～ 1

影像学资料：该患儿的胸正位 X 线片如图 6-1 所示。

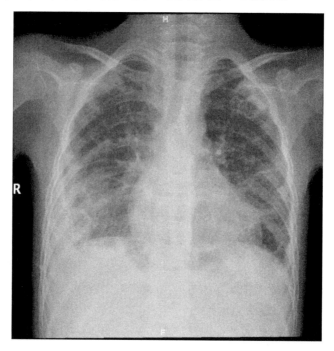

图 6-1　胸正位 X 线片

（1）该患儿可能的诊断和诊断依据分别是什么？

（2）该患儿需要完善哪些检查才能进行鉴别诊断？

（3）治疗原则是什么？

第七章　小儿腹泻病及液体疗法

【目的与要求】

（1）掌握小儿腹泻病的诊断与治疗、液体疗法的计算原则。

（2）熟悉小儿腹泻病的病因、液体疗法常用液体的组成及应用。

【地点】儿科病房、见习教室。

【学时】4学时。

【课前准备】复习小儿腹泻病及液体疗法的理论知识，包括小儿轻型腹泻病和小儿重型腹泻病的区分、脱水的程度、补液原则等内容。

【教具】临床常用液体，如5% 葡萄糖注射液（100 mL、250 mL、500 mL）、10% 葡萄糖注射液（100 mL、250 mL、500 mL）、10% 浓氯化钠注射液、5% 碳酸氢钠注射液，小儿腹泻病的典型病例图片、实验室检查及视频资料等。

【见习安排】

（1）回顾小儿腹泻病及液体疗法的相关知识。

（2）病史采集及体格检查。

（3）病例讨论。

（4）见习考核。

第一节　小儿腹泻病及液体疗法

一、小儿腹泻病

（一）小儿轻型腹泻病与小儿重型腹泻病的鉴别

小儿轻型腹泻病与小儿重型腹泻病的鉴别见表7-1。

表 7-1　小儿轻型腹泻病与小儿重型腹泻病的鉴别

鉴别要点	小儿轻型腹泻病	小儿重型腹泻病
病因	大多由饮食或肠道外因素引起	大多由肠道内感染引起
起病方式	可急、可缓	常急性起病
临床表现	以胃肠道症状为主	胃肠道症状加重
大便次数	每天 10 余次	每天 > 10 余次
全身中毒症状	无	有
脱水	无	较明显的脱水
电解质紊乱	无	有

（二）轮状病毒肠炎的临床特点

（1）病原体。病原体为轮状病毒（RV）。

（2）发病季节。多发于秋冬寒冷季节。

（3）发病年龄。多见于 6 个月至 2 岁婴幼儿。

（4）症状。起病急，常伴发热和上呼吸道感染症状，呕吐常先于腹泻出现，多数无明显全身感染中毒症状。

（5）大便。大便次数及水分多，多呈黄色水样或蛋花样，便带少许黏液，无腥臭味。

（6）脱水。多为等渗性脱水，伴酸中毒和电解质紊乱。

（7）并发症。可侵犯肠道外脏器，引起惊厥、心肌受累等。

（8）预后。自限性疾病，病程为 3 ～ 8 天。

（9）病毒抗原检测。感染后 1 ～ 3 天即有病毒从大便排出，最长可达 6 天，可检测出病毒抗原。

二、液体疗法

（一）常用溶液的组成

小儿腹泻病常用溶液的组成见表 7-2。

表7-2　小儿腹泻病常用溶液的组成

溶液名称	张力	溶液组成 / 份		
		生理盐水	5% 葡萄糖注射液	1.4% 碳酸氢钠
生理盐水	等张	1		
1：1 含钠液	1/2 张	1	1	
1：2 含钠液	1/3 张	1	2	
1：4 含钠液	1/5 张	1	4	
2：1 含钠液	等张	2		1
2：3：1 含钠液	1/2 张	2	3	1
4：3：2 含钠液	2/3 张	4	3	2

（二）不同程度脱水的临床表现

小儿腹泻病不同程度脱水的临床表现见表7-3。

表7-3　小儿腹泻病不同程度脱水的临床表现

项目	轻度	中度	重度
脱水量	体重的 5%（30 ～ 50 mL/kg）	体重的 5% ～ 10%（50 ～ 100 mL/kg）	体重的 10% 以上（100 ～ 120 mL/kg）
心率增快	无	有	有
脉搏	可触及	可触及（减弱）	明显减弱
血压	正常	体位性低血压	低血压
皮肤灌注	正常	正常	减少，出现花纹
皮肤弹性	正常	轻度降低	降低
前囟	正常	轻度凹陷	凹陷
黏膜	湿润	干燥	非常干燥
眼泪	有	有或无	无
呼吸	正常	深，也可快	深和快
尿量	正常	少尿	无尿或严重少尿

（三）补液原则

液体疗法的补液原则为三补三定四原则。三补：补累积损失量、补继续损失量、补生理需要量。三定：定性、定量、定速。四原则：先盐后糖、先浓后淡、先快后慢、见尿补钾。

观察尿量（3～4小时增多）、酸中毒（6～12小时纠正）、皮肤弹性（12小时恢复）情况。

（四）液体疗法的具体方案

小儿腹泻病的第一天补液方案见表7-4。

表7-4　小儿腹泻病的第一天补液方案

项目	累积损失量			继续损失量	生理需要量
计算补液量	轻度脱水 30～50 mL/kg	中度脱水 50～100 mL/kg	重度脱水 100～120 mL/kg	20～40 mL/kg	60～80 mL/kg
扩容阶段	不需要	不需要	需要	不需要	不需要
补液成分	低渗性脱水使用2/3张液体（4∶3∶2含钠液），等渗性脱水使用1/2张液体（2∶3∶1含钠液），高渗性脱水使用1/3张液体（1∶2含钠液）			1/3～2/3张液体	1/5张液体（1∶4含钠液）
补液完成时间	8～12小时			12～16小时	12～16小时

注：伴有循环不良或休克的重度脱水患儿，补充累积损失量时，应在开始时增加扩容阶段，即选择等张含钠液（生理盐水或2∶1含钠液），按20 mL/kg在30分钟至1小时内输入。

第二节　病史采集及体格检查

一、病史采集

小儿腹泻病的病史采集见表7-5。

表7-5 小儿腹泻病的病史采集

采集要点	采集内容
一般项目	姓名、性别、年龄（出生年、月）、出生地
主诉	主要症状及症状持续的时间
现病史	起病情况及患病时间
	病因与诱因，如有无受凉、发热、不洁或不合理的饮食史、食物过敏、同食者群集发生情况、流行病史
	主要症状，如大便次数、量、性状，有无蛋花汤样、黏液便、脓血便及特殊臭味和黏液
	伴随症状，如有无呕吐、腹胀、腹痛、发热、咳嗽、皮疹等，腹泻与腹痛（异常哭闹）、进食等的关系，有无脱水、电解质紊乱及酸碱失衡、哭泪、口渴、唇红、呼吸深快，精神状态情况，尿量及最近一次排尿时间等
	病情的发展与演变，如病情加重或缓解及其因素
	诊疗经过，如是否就诊，何时何地就诊，接受过的检查结果、诊断，使用过的药物、剂量、途径、疗程、疗效等
	一般情况，如精神、体力活动、睡眠、体重、食欲和大小便
过去史	有无药物、食物过敏史，平时健康状况，有无类似病史，有无消化系统疾病病史、胃肠手术史、输血史
个人史	出生史，喂养史（了解以往喂养史，辅食添加情况），生长发育史，预防接种史
家族史	有无遗传代谢病及家族史

二、体格检查

小儿腹泻病的体格检查见表7-6。

表7-6　小儿腹泻病的体格检查

检查要点	检查内容
生命体征	体温、脉搏、呼吸、血压
一般情况	精神萎靡或嗜睡
皮肤黏膜	肤色红润、苍白，或皮肤有花斑纹
	黏膜有无干燥
	弹性正常、差或降低
	四肢温暖或冰凉，毛细血管充盈时间是否延长
头颅五官	前囟、眼眶凹陷或明显凹陷
	泪少或无泪
	口唇樱红或干燥
呼吸	呼吸频率是否增快或深快
心脏	心率是否增快，心音是否低钝
腹部	有无腹胀或肠鸣音减弱
循环灌注	触摸脉搏，观察肤色，感知皮肤温度，测量毛细血管充盈的时间
神经	肌张力是否低下，腱反射是否减弱或消失

三、实验室检查

查看"大便常规＋潜血"、大便培养、血生化、血气分析等实验室检查。

四、注意事项

（1）正确判断脱水程度，计算输液总量和输液速度。

（2）正确判断酸中毒与休克，及时纠酸和紧急扩容。

（3）正确判断脱水性质，选择输液的种类及速度。

（4）每个学生结合患者的情况，制订小儿腹泻病第一天的补液方案。

第三节　病例讨论

各组学生对查看过的患者资料进行讨论，讨论内容包括病史特点、初步诊断、诊断依据、鉴别诊断及腹泻的治疗原则。

一、病史

患儿，女，9 个月，因"发热 2 天，呕吐伴解稀便 1 天"于 2020 年 11 月 21 日入院。患儿前 2 天出现发热，体温波动在 37.6 ～ 38.8 ℃，流涕，无咳嗽，发热的第二天出现呕吐胃内容物 8 次，非喷射性，无咖啡样物，伴解蛋花汤样、水样便 10 余次，量较多，无腥臭味，无黏液及脓血，无抽搐及昏迷。患儿病后精神差，食欲差。

查体：体重 9 kg，体温 38.6 ℃，脉搏 162 次 / 分，呼吸 45 次 / 分，精神萎靡，呼吸深促，皮肤弹性差，前囟、眼窝深凹陷，哭无泪，口唇樱红、干燥，心率 162 次 / 分，心律齐，心音低钝，肺（–），腹胀，肝肋下 1 cm，肠鸣音减弱，四肢软、肢端湿冷，皮肤出现花斑。CRT 4 秒。

二、实验室检查

该患儿的血常规、大便常规、血气分析和血电解质检测结果见广西医科大学第二附属医院报告单（表 7–7 至表 7–11）。

表7-7 广西医科大学第二附属医院报告单

医嘱名称：血常规　　　仪器：　　　病案号：　　　流水号：　　　检验编码：

姓名：×× 　　　　　性别：女 　　年龄：9个月 　　科别：儿科 　　床号：

初步诊断：

项目名称	结果	单位	参考范围
［WBC］白细胞计数	8.80	10^9/L	5.00 ～ 12.00
［RBC］红细胞计数	4.41	10^{12}/L	4.00 ～ 5.50
［HGB］血红蛋白	120.00	g/L	120.00 ～ 160.00
［PLT］血小板计数	295.00	10^9/L	125.00 ～ 350.00
［NEU%］中性粒细胞百分比	0.281		0.400 ～ 0.750
［LYM%］淋巴细胞百分比	0.631		0.200 ～ 0.500
［MONO%］单核细胞百分比	0.055		0.030 ～ 0.100
［EO%］嗜酸性粒细胞百分比	0.027		0.004 ～ 0.080
［BISO%］嗜碱性粒细胞百分比	0.006		0.000 ～ 0.010
［NEU］中性粒细胞绝对值	2.47	10^9/L	1.80 ～ 6.30
［LY］淋巴细胞绝对值	5.55	10^9/L	1.10 ～ 3.20
［MONO］单核细胞绝对值	0.49	10^9/L	0.10 ～ 0.60
［EOS］嗜酸性粒细胞绝对值	0.24	10^9/L	0.02 ～ 0.52
［BISO］嗜碱性粒细胞绝对值	0.05	10^9/L	0.00 ～ 0.06
［HCT］红细胞比容	0.35		0.350 ～ 0.450
［MC］平均红细胞体积	80.10	fl	82.00 ～ 100.00
［MCH］平均RBC血红蛋白含量	27.3	pg	27.00 ～ 34.00
［MCHC］平均RBC血红蛋白浓度	340.0	g/L	316.00 ～ 354.00
［PDW］血小板体积分布宽度	0.216		0.15 ～ 0.18
［RDWCV］RBC体积分布宽度CV	0.15		0.11 ～ 0.14
［MPV］平均血小板体积	7.4		9.00 ～ 12.00
［PCT］血小板比容	0.263		0.110 ～ 0.280
［CRP］	＜ 0.5	mg/L	

表7-8 广西医科大学第二附属医院报告单

医嘱名称：粪便常规 仪器： 病案号： 流水号： 检验编码：

姓名：×× 性别：女 年龄：9个月 科别：儿科 床号： 初步诊断：

项目名称	结果	单位	参考范围
［OB］潜血	阴性		阴性（－）
［RBC］红细胞	未见	/HP	阴性（－）
［WBC］白细胞	未见	/HP	阴性（－）
［NXB］脓球	未见	/HP	
脂肪球	未见		阴性（－）

表7-9 广西医科大学第二附属医院报告单

医嘱名称：粪便轮状病毒检测 仪器： 病案号： 流水号： 检验编码：

姓名：×× 性别：女 年龄：9个月 科别：儿科 床号： 初步诊断：

项目名称	结果	单位	参考范围
轮状病毒核酸定性检测			
轮状病毒A组RNA定性实时荧光PCR	阳性		阴性（－）
轮状病毒B组RNA定性实时荧光PCR	阴性		阴性（－）
轮状病毒C组RNA定性实时荧光PCR	阴性		阴性（－）

表7-10 广西医科大学第二附属医院报告单

医嘱名称：血气分析 仪器： 病案号： 流水号： 检验编码：

姓名：×× 性别：女 年龄：9个月 科别：儿科 床号： 初步诊断：

项目名称	结果	单位	参考范围
［T］温度	38.6	℃	
［FiO_2］吸氧浓度	21	%	
［K］血气钾	3.04	mmol/L	3.500～5.300
［Na］血气钠	132.7	mmol/L	137.0～147.0

续表

项目	结果	单位	参考范围
［iCa］离子钙	0.76	mmol/L	1.10 ～ 1.34
［pH］酸碱度	7.260		7.35 ～ 7.45
［pH（T）］pH（校正值）	7.260		7.35 ～ 7.45
［PCO_2］二氧化碳分压	33.4	mmHg	33.00 ～ 45.00
［PCO_2（T）］PCO_2（校正值）	33.4	mmHg	33.00 ～ 45.00
［PO_2］氧分压	106.9	mmHg	80.00 ～ 100.00
［PO_2（T）］PO_2（校正值）	106.9	mmHg	80.00 ～ 100.00
［TCO_2］二氧化碳总量	15.7	mmHg	24.00 ～ 32.00
［AB］实际碳酸氢根	14.7	mmol/L	21.40 ～ 27.30
［SB］标准碳酸氢根	15.5	mmol/L	21.30 ～ 24.80
［BEecf］细胞外液剩余碱	−11.3	mmol/L	−3.00 ～ 3.00
［BE］剩余碱	−12.4	mmol/L	−3.00 ～ 3.00
［$SatO_2$］血氧饱和度	97.6	%	91.90 ～ 99.90
［THbc］血红蛋白	11.8	g/dL	13.00 ～ 17.50
［$A-aDO_2$］肺泡动脉氧分压差	31.7	mmHg	
［HCT］红细胞压积	35	%	40.000 ～ 50.000
［RI］呼吸指数	0.30		0.10 ～ 0.37

表7-11　广西医科大学第二附属医院报告单

医嘱名称：血电解质　仪器：　病案号：　流水号：　检验编码：
姓名：××　性别：女　年龄：9个月　科别：儿科　床号：　初步诊断：

项目名称	结果	单位	参考范围
［K］	3.24	mmol/L	3.50 ～ 5.30
［Na］	130	mmol/L	137.0 ～ 147.0
［CL］	105	mmol/L	99.0 ～ 110.0
［Ca］	2.04	mmol/L	2.11 ～ 2.52

三、讨论

（1）该患儿的病史特点是什么？

（2）该患儿需补充询问哪些病史？

（3）该患儿需完善哪些辅助检查？

四、问题

（1）该患儿初步诊断及诊断依据分别是什么？

（2）应与哪些疾病相鉴别？

（3）治疗原则是什么？

第四节　见习考核

一、制订方案

制订上一节课病例中小儿腹泻病的第一天补液方案。

二、思考题

（1）诺如病毒肠炎的临床特点是什么？

（2）营养不良儿出现腹泻时，应如何补液？

第八章　造血系统疾病

【目的与要求】掌握缺铁性贫血及地中海贫血的诊疗原则。

【地点】儿科病房、见习教室。

【学时】4学时。

【课前准备】复习缺铁性贫血及地中海贫血的内容。

【教具及要求】缺铁性贫血、α 地中海贫血和 β 地中海贫血（各类型）病例图片，血常规、血细胞形态图片，血红蛋白分析、地中海贫血基因报告的示教、视频资料等。

【见习安排】

（1）回顾缺铁性贫血及地中海贫血的相关知识。

（2）病史采集及体格检查。

（3）病例讨论。

（4）见习考核。

第一节　缺铁性贫血及地中海贫血

一、缺铁性贫血

（一）临床表现

（1）发病时间。缺铁性贫血在任何年龄均可发病，以6个月至2岁最常见。

（2）一般表现。皮肤黏膜苍白，以唇、口腔黏膜及甲床较明显，易疲乏。

（3）髓外造血表现。如肝脾肿大。

（4）非造血系统症状。如消化系统、神经系统、心血管系统及其他等症状。

（二）实验室检查

（1）外周血象检查。血红蛋白降低比红细胞减少明显，小细胞低色素性贫血，网织红细胞数正常或轻度减少，白细胞、血小板正常；血涂片可见红细胞大小不等，以小细胞为多，中央淡染区扩大。

（2）骨髓检查。增生活跃，以中、晚幼红细胞增生为主，各期红细胞较小，胞质成熟度落后于胞核；粒细胞、巨核细胞一般无明显异常；细胞外铁减少，红细胞内铁粒细胞＜15%。

（3）铁代谢检查。各时期铁代谢变化见表8-1。缺铁性贫血的铁代谢相关检查及临床意义见表8-2。

表 8-1　各时期铁代谢变化

时期	血清铁蛋白	红细胞游离原卟啉	血清铁	总铁结合力	血红蛋白
铁减少期	下降	—	—	—	—
红细胞生成缺铁期	下降	上升	—	—	—
缺铁性贫血期	下降	上升	下降	上升	下降

表 8-2　缺铁性贫血的铁代谢相关检查及临床意义

检验项目	诊断阈值	临床意义
血清铁蛋白	＜12 μg/L	诊断缺铁性贫血铁减少期的敏感指标
红细胞游离原卟啉	＞0.9 μmol/L	血清铁下降，红细胞内游离原卟啉上升，血红蛋白正常，是红细胞生成缺铁期的典型表现
血清铁	＜9.0 μmol/L	反映血浆中铁的含量，通常在缺铁性贫血期才出现
总铁结合力	＞62.7 μmol/L	
转铁饱和度	＜15%	

（三）诊断与鉴别诊断

缺铁性贫血可根据喂养史、临床表现、血象特点做出初步诊断，结合铁代谢相关检查，必要时进行的骨髓检查，用铁剂治疗有效等可进一步明确诊断。缺铁性贫血与其他表现为小细胞低色素性贫血的疾病鉴别如下：

（1）与地中海贫血、异常血红蛋白病相鉴别。有家族史，具有特殊面容，血涂片可见较多的靶细胞，血清铁蛋白和骨髓铁增高，血红蛋白电泳、基因检查异常可鉴别。

（2）与维生素 B_6 缺乏性贫血相鉴别。维生素 B_6 代谢异常引起的贫血，血清铁和骨髓铁均增高，色氨酸代谢异常，维生素 B_6 治疗有效。

（3）与铁粒幼红细胞性贫血相鉴别。铁利用障碍性疾病，血清铁升高，总铁结合力下降，转铁饱和度增高，骨髓内细胞外铁增加，可见环状铁粒幼细胞。

（4）与铅中毒相鉴别。毒物接触史，血铅增高，卟啉代谢障碍，引起红细胞游离原卟啉升高，尿中粪卟啉阳性。

（四）治疗

1. 治疗原则

缺铁性贫血的治疗原则是去除诱因和补充铁剂。

2. 铁剂治疗

铁剂是治疗缺铁性贫血的特效药，临床上分为口服铁剂和注射铁剂，常用的是口服铁剂。

（1）口服铁剂。口服铁剂均为二价铁盐制剂，常用的是葡萄糖酸亚铁、琥珀酸亚铁等。口服铁剂的剂量为铁元素每天 4 ～ 6 mg/kg，分 3 次餐间服用，可从小剂量开始。

（2）注射铁剂。临床上注射的铁剂有右旋糖酐复合物、蔗糖铁等。注射铁剂应慎用。

3. 铁剂治疗的有效反应

（1）12 ～ 24 小时后，细胞内铁酶开始恢复，烦躁等精神症状减轻，食欲增加。

（2）2 ～ 3 天后，网织红细胞开始上升，5 ～ 7 天达高峰，2 ～ 3 周后下降至正常。

（3）1 ～ 2 周后，血红蛋白逐渐上升，3 ～ 4 周达到正常，待血红蛋白正常后再继续服用铁剂 6 ～ 8 周。

4. 铁剂治疗的无效反应

3 周内血红蛋白上升不足 20 g/L，应注意寻找原因。

二、地中海贫血

地中海贫血，又称海洋性贫血、珠蛋白生成障碍性贫血，是遗传性溶血性贫血的一种疾病，我国以广东、广西、海南、四川、重庆等地发病率较高。

（一）临床表现

（1）贫血表现。可见皮肤、睑结膜、口唇、甲床苍白，常有轻度黄疸，可伴乏力、纳差、发育迟缓。

（2）骨骼改变。1 岁后骨骼改变明显，表现为头颅变大、额部隆起、颧高、鼻梁塌陷，眼距增宽，形成地中海贫血的特殊面容。

（3）髓外造血。主要表现为肝脾肿大。

（4）含铁血黄素沉着症。过多的铁沉着于心肌和其他脏器，如肝、胰腺、脑垂体等，引起该脏器损害，其中最严重的是心力衰竭。

（二）实验室检查

（1）外周血检查。血常规提示小细胞低色素性贫血；血涂片提示红细胞大小不等，中央淡染区扩大，出现异形、靶形、碎片红细胞等。

（2）地中海贫血筛查。血红蛋白电泳（2 岁以上）。α 地中海贫血中，血红蛋白 A2（HbA2）< 3.5% 和（或）出现血红蛋白 H（HbH）、血红蛋白 Barts（Hb Barts）条带；β 地中海贫血中，HbA2 > 3.5% 和（或）血红蛋白 F（HbF）> 2.3%。

（3）基因检查。① α 地中海贫血以基因缺失为主，包括东南亚型缺失（--SEA）、3.7 kb 基因片段缺失（- α 3.7）、4.2 kb 基因片段缺失（- α 4.2）、泰国型缺失（--THAI），以及血红蛋白 CS 型（Hb Constant Spring，Hb CS）、血红蛋白 QS 型（Hb Quong Sze，Hb Qs）、血红蛋白 WS 型（Hb Weatmead，Hb WS）3 种点突变。② β 地中海贫血以基因点突变为主，目前能检测出 17 种常见的点突变。

（三）诊断与鉴别诊断

（1）根据典型的临床表现、实验室检查，结合阳性家族史可做出基础诊断，基因检查可进一步明确诊断。

（2）鉴别诊断。①与小细胞低色素性贫血性疾病鉴别，如缺铁性贫血。②与肝大的疾病相鉴别，如传染性肝炎或肝硬化。③与其他遗传性溶血性疾病相鉴别，如遗传性球形细胞增多症。

（3）治疗。①对症治疗。一般治疗、输血、去铁治疗、切脾等。②对因治疗。造血干细胞移植、基因活化治疗。

（4）预防。开展人群普查和遗传咨询，做好婚前指导及产前诊断，才能减少重型地中海贫血患者的出生率。

（四）营养性贫血和重型 β 地中海贫血的鉴别

营养性贫血和重型 β 地中海贫血的鉴别见表8-3。

表8-3　营养性贫血和重型 β 地中海贫血的鉴别

项目	缺铁性贫血	巨幼细胞性贫血	重型 β 地中海贫血
发病年龄	6个月至2岁	6个月至2岁	3个月至1岁
面容	贫血面容	贫血面容	特殊面容
症状	贫血症状	贫血症状和神经精神症状	贫血症状和含铁血黄素沉着症
家族史	无	无	有
实验室检查结果	小细胞低色素性贫血，血清铁蛋白降低，红细胞游离原卟啉及总铁结合力升高，血清铁及转铁饱和度降低，骨髓细胞外铁减少及红细胞内铁粒细胞降低	大细胞性贫血及中性粒细胞过度分叶，维生素 B_{12} 或叶酸降低，骨髓中粒系、红系出现巨幼变及巨核系过度分叶	小细胞低色素性贫血，血红蛋白电泳中 $HbA_2 > 3.5\%$ 和（或）$HbF > 2.0\%$，地中海贫血基因检查呈阳性
治疗	治疗原发病（如溃疡、寄生虫感染）、补铁治疗	补充维生素 B_{12}、叶酸	对症支持治疗（输血、去铁等）及病因治疗（移植、基因活化）
预防	按时添加辅食，保持营养均衡	按时添加辅食，保持营养均衡	三级预防策略

第二节 病史采集及体格检查

一、贫血的病史采集

贫血的病史采集见表8-4。

表8-4 贫血的病史采集

采集要点	采集内容
一般项目	姓名、性别、年龄（出生年、月）、出生地
主诉	主要症状及症状持续的时间
现病史	起病的年龄及病情缓急情况
	病因与诱因，如有无感染、使用诱发贫血的食物或药物、外伤等
	主要症状，如头昏乏力、面色苍白、耳鸣眼花、胸闷心悸、气促
	病情的发展与演变，如病情加重或减轻，病情发展的因素
	伴随症状，如有无溶血（小便颜色、皮肤巩膜黄染、脾大），有无出血（血尿、便血、呕吐等），有无神经系统（失眠、头痛、记忆力减退等），有无浸润（皮肤结节、骨骼疼痛、淋巴结、肝脾肿大），有无感染，营养状况（有无偏食、体重减轻，有无消化系统疾病），有无自身免疫改变（皮肤黏膜损害、关节损害等）
	诊疗经过：是否就诊，何时何地就诊，接受过的检查结果、诊断，使用过的药物、剂量、途径、疗程、疗效等
	一般情况，如精神、睡眠、食欲、大小便和体重
过去史	平时是否体健，有无类似病史，有无消化系统疾病、溶血病史、外伤史、长期腹泻史，有无药物、食物过敏史，以及有无胃肠手术史、输血史
个人史	出生史，喂养史（了解以往喂养史，辅食添加情况），生长发育史，预防接种史
月经史	初潮年龄，月经周期，经期天数，末次月经日期，月经量，有无痛经和白带的情况
家族史	有无遗传代谢病及家族史

二、贫血的体格检查

贫血的体格检查见表 8-5。

表 8-5 贫血的体格检查

检查要点	检查内容
生命体征	体温、脉搏、呼吸、血压等情况
一般情况	是否精神萎靡，或嗜睡，或有特殊面容
皮肤黏膜	是否肤色苍白，或有花斑纹、黄疸、出血点、瘀斑、破损、皮疹
	黏膜是否明显干燥或非常干燥
	弹性是否差或降低
	四肢是否冰凉或温暖
淋巴结	各组浅表淋巴结有无肿大，淋巴结的数目、大小、性质、压痛及与周围组织的关系，局部皮肤红肿情况等
头颅五官	外观是否畸形及头围的情况
	是否有前囟、眼眶凹陷或明显凹陷
	是否睑结膜苍白、眼距增宽
	是否颧骨突出、鼻梁低平
	是否口唇苍白
呼吸	呼吸频率是否增快或深快、吸凹
心脏	是否心率增快、心音低钝、心脏扩大
腹部	是否肝脾肿大、腹胀，是否肠鸣音减弱、肾区叩痛
肢端、循环灌注	触摸脉搏，观察肤色，测量 CRT，观察甲床的颜色
神经	肌张力是否低下，腱反射是否减弱或消失

三、问诊技巧

（1）提问应具有条理性。

（2）无诱导性、诘难性及连续性提问。

（3）不使用医学名词或术语提问，如果使用术语，必须立即向患者家属解释。

（4）注意聆听，不轻易打断患者家属说话。

（5）谦虚，有礼貌，尊重患者家属，对患者使用体谅及鼓励的语言。

（6）问诊结束后，应感谢患者家属的配合。

第三节　病例讨论

患儿，女，8个月，因"发现面色苍白3个月"入院，无出血倾向，无发热，无咯血及黑便，无尿色明显加深，无皮疹。面色苍白逐渐加重，分别于入院前半个月及入院前3个月于院外检查为重度贫血。输血两次，共100 mL，输血后面色短暂红润，但很快变苍白。病后曾服用补血药治疗，病情无好转。

查体：体温36.5 ℃，呼吸40次/分，脉搏130次/分。生长发育欠佳，皮肤苍黄，呼吸急促，双肺呼吸音粗，未闻及干湿性啰音。心音尚有力，各瓣膜听诊区未闻及杂音。肝肋下3 cm，脾肋下3.5 cm。神经系统无特殊情况。

辅助检查：该患儿的血常规、血红蛋白电泳、铁检测和地中海贫血基因等检测结果见广西医科大学第二附属医院报告单（表8-6至表8-11）。

表8-6　广西医科大学第二附属医院报告单

医嘱名称：血常规	仪器：	病案号：	流水号：	检验编码：
姓名：××	性别：女	年龄：8个月	科别：儿科	床号：
初步诊断：				

项目名称	结果	单位	参考范围
［WBC］白细胞计数	6.23	$10^9/L$	5.00～12.00
［RBC］红细胞计数	2.41	$10^{12}/L$	4.00～5.50
［HGB］血红蛋白	43.00	g/L	120.00～160.00
［PLT］血小板计数	454.00	$10^9/L$	125.00～350.00

续表

［NEU%］中性粒细胞百分比	0.281		0.400 ～ 0.750
［LYM%］淋巴细胞百分比	0.631		0.200 ～ 0.500
［MONO%］单核细胞百分比	0.055		0.030 ～ 0.100
［EO%］嗜酸性粒细胞百分比	0.027		0.004 ～ 0.080
［BISO%］嗜碱性粒细胞百分比	0.006		0.000 ～ 0.010
［NEU］中性粒细胞绝对值	2.47	10^9/L	1.80 ～ 6.30
［LY］淋巴细胞绝对值	5.55	10^9/L	1.10 ～ 3.20
［MONO］单核细胞绝对值	0.49	10^9/L	0.10 ～ 0.60
［EOS］嗜酸性粒细胞绝对值	0.24	10^9/L	0.02 ～ 0.52
［BISO］嗜碱性粒细胞绝对值	0.05	10^9/L	0.00 ～ 0.06
［HCT］红细胞比容	0.354		0.350 ～ 0.450
［MC］平均红细胞体积	42.50	fl	82.00 ～ 100.00
［MCH］平均 RBC 血红蛋白含量	18.0	pg	27.00 ～ 34.00
［MCHC］平均 RBC 血红蛋白浓度	240.0	g/L	316.00 ～ 354.00
［PDW］血小板体积分布宽度	0.15		0.15 ～ 0.18
［RDWCV］RBC 体积分布宽度 CV	0.14		0.11 ～ 0.14
［MPV］平均血小板体积	7.40		9.00 ～ 12.00
［PCT］血小板比容	0.217		0.110 ～ 0.280
［RET］网织红细胞	0.109	10^{12}/L	
［RET%］网织红细胞百分比	4.52	%	
hsCRP	＜ 0.5	mg/L	0 ～ 1

表8-7 广西医科大学第二附属医院检测报告单

条形码：　　　　　　　客户条码：　　　　　　　　申请日期：

姓　名：×× 　　　　　性别：女 　　　年龄：8个月 　　出生日期：

采集日期：　　　　　　病案号：　　　　床号：　　　　申请医生：××

送检科室：儿科 　　　　接收日期：　　　临床诊断：贫血查因

联系电话：　　　　　　　　　　　　　送检单位：广西医科大学第二附属医院

标本状态：标本未见异常　　标本类型：EDTA 抗凝全血　　实验号：1711133030

项目名称	检测方法	结果	提示	单位	参考区间
血红蛋白电泳					
血红蛋白 A2（HbA2）	电泳法	3.8	↑	%	2.50～3.50
抗碱血红蛋白 F（HbF）	电泳法	60.2	↑	%	0.26～2.30
血红蛋白 A（HbA）	电泳法	36.0	↓	%	94.50～96.50

解释与建议：

　　血红蛋白 A2、血红蛋白 F 增高，多见于 β 地中海贫血。

表8-8 广西医科大学第二附属医院检测报告单

条形码：　　　　　　　客户条码：　　　　　　　　申请日期：

姓　名：×× 母亲 　　　性别：女 　　　年龄：30 岁 　　出生日期：

采集日期：　　　　　　病案号：　　　　床号：　　　　申请医生：××

送检科室：儿科 　　　　接收日期：　　　临床诊断：贫血查因

联系电话：　　　　　　　　　　　　　送检单位：广西医科大学第二附属医院

标本状态：标本未见异常　　标本类型：EDTA 抗凝全血　　实验号：1711133029

项目名称	检测方法	结果	提示	单位	参考区间
血红蛋白电泳					
血红蛋白 A2（HbA2）	电泳法	2.80		%	2.50～3.50
抗碱血红蛋白 F（HbF）	电泳法	8.20	↑	%	0.26～2.30
血红蛋白 A（HbA）	电泳法	92.00	↓	%	94.50～96.50

解释与建议：

　　血红蛋白 F 增高，多见于 β 地中海贫血。

表 8-9　广西医科大学第二附属医院检测报告单

条形码：	客户条码：		申请日期：
姓名：×× 父亲	性别：男	年龄：32 岁	出生日期：
采集日期：	病案号：	床号：	申请医生：××
送检科室：儿科	接收日期：	临床诊断：贫血查因	
联系电话：		送检单位：广西医科大学第二附属医院	

标本状态：标本未见异常　　标本类型：EDTA 抗凝全血　　实验号：1711133029

项目名称	检测方法	结果	提示	单位	参考区间
血红蛋白电泳					
血红蛋白 A2（HbA2）	电泳法	2.90		%	2.50～3.50
抗碱血红蛋白 F（HbF）	电泳法	8.20	↑	%	0.26～2.30
血红蛋白 A（HbA）	电泳法	91.90	↓	%	94.50～96.50

解释与建议：

　　血红蛋白 F 增高，多见于 β 地中海贫血。

表 8-10　广西医科大学第二附属医院报告单

医嘱名称：铁检测	仪器：	病案号：	流水号：	检验编码：
姓名：××	性别：女	年龄：8 个月	科别：儿科	床号：
初步诊断：				

项目名称	结果	单位	参考范围
［Fe］铁	16.00	μmol/L	4.00～22.00
［TIBC］总铁结合力	50.00	μmol/L	50.00～77.00
［ISAT］铁饱和度	30.00	%	28.00～50.00
［UIBC］不饱和铁结合力	35.00	μmol/L	30.0～54.0
血清铁蛋白	1350.00	ng/mL	21.81～274.66

表8-11 广西医科大学第二附属医院检测报告单

条形码：　　　　　　　客户条码：　　　　　　　申请日期：

姓名：×× 　　　　　　性别：女 　　　年龄：8个月 　　出生日期：

采集日期：　　　　　　病案号：　　　　　床号：　　　　申请医生：××

送检科室：儿科 　　　　接收日期：　　　　临床诊断：贫血查因

联系电话：　　　　　　　　　　　　　　送检单位：广西医科大学第二附属医院

标本状态：**标本未见异常** 　　标本类型：**EDTA 抗凝全血** 　　实验号：**1711133029**

项目名称	检测方法	结果
地中海贫血基因诊断全套 （二附院）		
α 地中海贫血基因检测	Gap-PCR	未检出 α 地中海贫血--SEA、−α3.7、−α4.2、--THAI 基因缺失（αα/αα）
β 地中海贫血基因检测	PCR-RDB	检出 β-珠蛋白基因 CD41/CD42、CD17 点突变双重杂合子（βCD41/42/βCD17）
α 地中海贫血 3 种点突变基因检测（CS、QS、WS）	PCR-RDB	未检出 α 地中海贫血 CS、QS、WS 点突变（αα/αα）

检测内容：

　　α 地中海贫血基因分析、β 地中海贫血基因分析。

α 地中海贫血基因分析：

　　东南亚缺失型 α 地中海贫血、−α3.7 缺失型 α 地中海贫血、−α4.2 缺失型 α 地中海贫血、泰国缺失型 α 地中海贫血 Hb Constant Spring 突变、Hb Quong Sze 突变、Hb West mead 突变。

β 地中海贫血基因分析：

　　β 珠蛋白基因 CD41/42、CD17、CD71/72、CD31、CD27/28、CD14/15、CD28、IVS-1、IVS-5、CD29、CD30、CD32、CAP40-43 等正常及突变序列。

附注：

　　受检个体的地中海贫血基因型为（αα/αα）、（βCD41/42/βCD17），建议进行遗传咨询。

分组讨论：

（1）该患儿还需要补充采集哪些病史？

（2）结合以上实验室检查结果及该患儿的临床表现，该患儿可能的诊断是什么？请给出诊断依据。

（3）该患儿需要进行哪些治疗？

第四节　见习考核

思考题：

重型 β 地中海贫血的临床特点是什么？

第九章　先天性心脏病

【目的与要求】

（1）掌握常见的先天性心脏病（房间隔缺损、空间隔缺损、动脉导管未闭、法洛四联症）的诊断步骤、临床特点及有关辅助检查的应用价值。

（2）熟悉先天性心脏病的分类。

（3）熟悉先天性心脏病常见的并发症及治疗原则（手术及介入的适应证）。

【地点】儿科病房、见习教室。

【学时】4学时。

【课前准备】复习先天性心脏病（房间隔缺损、空间隔缺损、动脉导管未闭、法洛四联症）的内容。

【教具及要求】先天性心脏病血液循环示意图、心脏模型、心电图检查单、心脏X线正位片和侧位片、血压计（配备符合各阶段儿童的袖带）、听诊器、皮尺、投影片、心脏彩超检查报告单、录像片、计时器等。

【见习安排】

（1）回顾血液循环及先天性心脏病的相关知识。

（2）病史采集及体格检查。

（3）病例讨论。

（4）见习考核。

第一节　血液循环及先天性心脏病

一、胎儿血液循环的特点及出生后血流动力学变化

（一）胎儿血液循环的特点

（1）营养和气体代谢通过脐血管及胎盘与母体进行弥漫式交换。

（2）绝大部分为混合血。

（3）供应脑、心、肝及上肢的血氧含量远比下半身高。

（4）肺处于压缩状态，无气体交换。

（5）卵圆孔、动脉导管和静脉导管开放。

（6）右心室比左心室承担更多的容量负荷和压力负荷。

（二）胎儿出生后血流动力学变化

（1）呼吸建立，肺循环压力和阻力下降，血量增加，左房压增高，导致卵圆孔闭合。

（2）血氧增高；前列腺素 E 和缓激肽减少，使动脉导管血管壁平滑肌收缩，导致动脉导管闭合。

（3）主动脉峡消失。

（4）静脉导管闭锁。

（5）脐动、静脉退化。

二、先天性心脏病的分类及鉴别

（一）分类

先天性心脏病有多种分类方法，根据心脏左右两侧及大血管之间有无分流，可分为左向右分流型、右向左分流型、无分流型三大类。

（1）左向右分流型（潜伏青紫型）。如房间隔缺损、室间隔缺损和动脉导管未闭等，由于体循环压力大于肺循环，血液从左向右分流而不出现青紫。当剧哭、屏气或任何病理情况致使右侧压力增大且超过左侧时，可使血液自右向左分流而导致暂时性青紫。当病情发展到梗阻性肺动脉高压时，则可发生艾森曼格（Eisenmenger）综合征，此时自右向左分流导致的青紫持续存在，这是疾病晚期的表现。

（2）右向左分流型（青紫型）。如法洛四联症、大动脉换位和三尖瓣闭锁等，由于右心的前向血流梗阻或大血管连接异常，右心大量静脉血流入体循环，出现持续性青紫。

（3）无分流型（无青紫型）。如肺动脉狭窄、主动脉瓣狭窄和主动脉缩窄等，即左、右两侧或动、静脉之间无异常通路或分流，仅血液前向循环通道不同程度受阻，一般情况下无青紫。

（二）鉴别

1. 左向右分流型

（1）症状。一般表现为发育落后，呼吸道反复感染，乏力，汗多，活动后心悸、气短，晚期肺动脉高压，出现青紫。

（2）心脏体征。室间隔缺损：胸骨左缘第三、第四肋间闻及Ⅲ～Ⅳ级响亮的收缩期粗糙杂音，传导范围广；P2增强；可触及震颤。房间隔缺损：胸骨左缘第二、第三肋间闻及Ⅱ～Ⅲ级收缩期喷射性杂音，传导范围较小；P2增强；无触及震颤。动脉导管未闭：胸骨左缘第二肋间闻及Ⅱ～Ⅳ级连续性机器样杂音，向颈、背部传导；P2增强；可触及震颤。

（3）X线检查。室间隔缺损：心影轻度至中度增大，左、右心室增大，以左心室增大为主；肺动脉段扩张，肺野充血。房间隔缺损：心影轻度至中度增大，以右心房及右心室增大为主；肺动脉段扩张，肺野充血，透视可见肺门舞蹈。动脉导管未闭：心影轻度至中度增大，左、右心室增大，以左心室增大为主；肺动脉段扩张，肺野充血。

（4）心电图检查。室间隔缺损：左心室肥大，心肌劳损。房间隔缺损：电轴右偏，右心房、右心室肥大。动脉导管未闭：电轴左偏，以左心室肥大为主。

（5）超声心动图检查。室间隔缺损：显示室间隔连续性中断及室间隔缺损的部位、大小。房间隔缺损：显示房间隔连续性中断及房间隔缺损的部位、大小。动脉导管未闭：显示未闭合动脉导管及动脉导管的大小、血流方向。

2. 右向左分流型（以法洛四联征为例）

（1）症状。一般表现为发育落后，乏力，青紫（吃奶、哭叫时加重），蹲踞，可有阵发性缺氧发作、昏迷。

（2）心脏体征。胸骨左缘第二、第四肋间闻及Ⅱ～Ⅲ级粗糙喷射状收缩期杂音，无震颤，P2减弱。

（3）X线检查。右心室大，心尖上翘，肺动脉段凹陷，呈典型靴状，肺门血管影缩小，肺透亮度增加。

（4）心电图检查。电轴右偏，右心室肥大。

（5）超声心动图检查。显示室间隔中断，主动脉骑跨，右心室流出道狭窄及右心室肥大等。

第二节　病史采集及体格检查

一、病史采集

（1）现病史。主要包括病因与诱因，如有无发热、咳嗽或活动后气促、青紫；主要症状，如活动后耐力降低，呼吸急促或气喘，青紫，反复出现咳嗽、发热、呼吸道感染，且进展迅速，常伴有心力衰竭的表现，严重时可出现心悸、胸痛、晕厥等；诊疗过程，如何缓解等。

（2）既往史。出生后喂养是否困难，是否体弱多病；呼吸道是否反复感染，伴喘息；是否合并其他系统疾病、畸形，或是否有手术史及手术效果等。

（3）个人史。母亲孕期情况，如有无患病及产检、诊疗经过等；出生情况，如有无抢救、紫绀、窒息等异常情况；出生后有无喂养困难，发育落后或活动后气促、紫绀等。

（4）家族史。父母及兄弟姐妹或家族中有无特殊遗传性疾病和传染病史，有无类似病史等。

二、体格检查

（一）全身检查

（1）体温。体温正常或异常。

（2）呼吸。呼吸正常或急促。

（3）脉搏。脉搏正常或增快，或频率不齐，或强弱不一。

（4）血压。血压正常或偏高，或上肢血压高于下肢血压。

（5）精神意识。精神是否正常，或淡漠、烦躁、懒动。

（6）体位。主动体位或被动体位。

（7）发育。发育正常或落后，或出现其他畸形、杵状指。

（8）面容。面容正常或特殊面容、浮肿、青紫。

（9）颈部。颈部正常或静脉怒张。

（10）胸部。胸廓外观正常或畸形；呼吸平顺或有吸气三凹征，双肺或闻及干湿性啰音。

（11）腹部。腹部正常或腹胀，或肝脾有无肿大、移动性浊音。

（12）四肢。四肢正常或下肢浮肿，四肢指（趾）端呈杵状指，甲床青紫。

（二）专科检查（心脏检查）

（1）视诊。心前区有无隆起，心尖搏动的位置、强弱、范围。

①心前区隆起。提示心脏扩大。

②心尖搏动位置。2 岁以下的儿童，心尖搏动见于左侧第四肋间，最远点可达锁骨中线外 1 cm；5 ～ 6 岁的儿童，心尖搏动在左侧第五肋间，锁骨中线上。

③心尖搏动范围。心尖搏动范围不超过 3 cm^2，范围扩大则提示心室肥大。心尖搏动最强点向左下偏移，提示左心室肥大；心尖搏动弥散、扩散至剑突下，提示右心室肥大；心尖搏动减弱，提示心包积液及心肌收缩力减弱；心尖搏动在右侧，提示右位心。

（2）触诊。进一步确定心尖搏动的位置、强弱及范围，心前区有无抬举感和震颤。如左侧第五至第六肋间锁骨中线外有抬举感，提示左心室肥大；胸骨左缘第三至第四肋间和剑突下有抬举感，提示右心室肥大。震颤的位置及强度有助于判断杂音的来源和疾病性质。

（3）叩诊。叩诊包括心率、心律、心音、杂音等，注意第一心音、第二心音的强弱，区分有无亢进、减弱及消失、分裂等；重点听诊肺动脉瓣区第二心音有无亢进（提示肺动脉高压）、减弱（提示肺动脉狭窄）、固定分裂（提示房间隔缺损体征）；同时，注意观察心音的位置、性质、响度、时相、传导方向。

（4）周围血管征。有无股动脉搏动减弱或消失，高血压或下肢血压低于上肢（有主动脉缩窄的可能）；脉压增宽伴毛细血管搏动征、股动脉枪击音（动脉导管未闭或主动脉关闭不全）。

三、辅助检查

（1）经皮血氧饱和度（SPO$_2$）测定。当 SPO$_2$ < 80% 时，可出现紫绀；当 80% < SPO$_2$ < 95% 时，不易观察紫绀；当 SPO$_2$ > 95% 时，肤色正常，

无紫绀。

（2）X线检查。注意心脏、肺脏与胃泡、肝、横膈的位置有无异位；测量心胸比例；查看肺部血管是增粗还是缩小，肺血是增多还是减少；心脏的形态、位置有无异常。

（3）心电图检查。有无房室肥大、传导阻滞、心律失常等，应结合年龄的特点来判断。

（4）超声心动图检查。超声心动图是最重要的检查，应注意查看对心脏结构、心脏功能及血流动力学的描述，绝大多数可得出正确诊断。

（5）心导管检查、心血管造影。复杂心脏病及术前的重要检查，可发现心脏结构畸形的特点及获取血流动力学的数据等。

（6）磁共振成像（MRI）或计算机体层摄影术检查。可发现心脏及大血管异常。

（7）放射性核素心血管显像。可检测心肌功能状态。

四、典型影像学阅片教学

影像学阅片包括查看胸片、心脏 CT、MRI 等。

五、分组采集病史

学生分组到病房进行病史采集。

第三节　病例讨论

（一）病例一

患儿，男，1岁，因"出生后青紫1年，哭闹后加重，昏迷半小时"入院。现病史：足月顺产，家中接生，母亲陈述出生时哭声无力，伴紫绀，未予治疗，出生后患儿发育较同龄儿迟缓，常在吃奶、哭闹剧烈时颜面部出现明显紫绀伴气促，予安抚或趴卧环抱时得以改善，平时不喜欢活动。半小时前患儿因剧烈哭闹后突发青紫、呼吸困难，随后意识丧失、抽搐而紧急就诊入院。个人史：详见现病史，其余无特殊。家族史：父母及胞妹均体健，家族中无遗传性疾病史。

查体：体温 36.8 ℃，呼吸 45 次 / 分，脉搏 140 次 / 分，血压 80/40 mmHg，面色青紫，昏睡状态，发育落后，营养不良，颈无抵抗，无静脉怒张，双肺呼吸音粗，无啰音；胸骨左缘第三至第四肋间闻及 Ⅲ /6 级收缩期杂音，P2减弱，肝脾无肿大，下肢无浮肿，四肢指（趾）端膨大，如杵状，甲床青紫。病理反射未引出。

辅助检查：该患儿的血常规和凝血功能检测结果见广西医科大学第二附属医院报告单（表 9–1、表 9–2）。

表 9–1　广西医科大学第二附属医院报告单

医嘱名称：血常规　　　　仪器：　　　病案号：　　　流水号：　　　检验编码：

姓名：×× 　　　　　性别：男　　年龄：1 岁　　科别：　　　床号：

初步诊断：

项目名称	结果	单位	参考范围
［WBC］白细胞计数	6.6	10^9/L	5.00 ～ 12.00
［RBC］红细胞计数	6.46	10^{12}/L	4.00 ～ 5.50
［HGB］血红蛋白	173	g/L	120.00 ～ 160.00
［PLT］血小板计数	196	10^9/L	125.00 ～ 350.00
［NEU%］中性粒细胞百分比	0.54	%	0.400 ～ 0.750
［LYM%］淋巴细胞百分比	0.35	%	0.200 ～ 0.500
［MONO%］单核细胞百分比	0.079	%	0.030 ～ 0.100
［EO%］嗜酸性粒细胞百分比	0.021	%	0.004 ～ 0.080
［BISO%］嗜碱性粒细胞百分比	0.002	%	0.000 ～ 0.010
［NEU］中性粒细胞绝对值	3.6	10^9/L	1.80 ～ 6.30
［LY］淋巴细胞绝对值	2.4	10^9/L	1.10 ～ 3.20
［MONO］单核细胞绝对值	0.52	10^9/L	0.10 ～ 0.60
［EOS］嗜酸性粒细胞绝对值	0.14	10^9/L	0.02 ～ 0.52
［BISO］嗜碱性粒细胞绝对值	0.01	10^9/L	0.00 ～ 0.06
［HCT］红细胞比容	0.59		0.350 ～ 0.450
［MC］平均红细胞体积	91	fl	82.00 ～ 100.00
［MCH］平均 RBC 血红蛋白含量	27	pg	27.00 ～ 34.00
［MCHC］平均 RBC 血红蛋白浓度	293	g/L	316.00 ～ 354.00
［PDW］血小板体积分布宽度	0.12		0.15 ～ 0.18
［RDWCV］RBC 体积分布宽度 CV	0.13		0.11 ～ 0.14
［MPV］平均血小板体积	10.1		9.00 ～ 12.00
［PCT］血小板比容	0.2		0.110 ～ 0.280

表 9-2　广西医科大学第二附属医院报告单

医嘱名称：凝血功能　　　仪器：　　　病案号：　　　流水号：　　　检验编码：

姓名：××　　　　　　性别：男　　年龄：1 岁　　科别：　　　　床号：

初步诊断：

项目名称	结果	单位	参考范围
［PT］凝血酶原时间	16.7	s	9.00 ～ 15.00
［APTT］活化部分凝血酶时间	34	s	23.00 ～ 40.00
［TT］血浆凝血酶时间	15	s	9.00 ～ 15.00
［FIB］纤维蛋白原	1.81	g/L	2.00 ～ 5.00
［INR］国际标准化比值	1.11		0.80 ～ 1.40
［PTA］凝血酶原活动度	66.2	%	70 ～ 130
［DD］D- 二聚体定量	2.29	ng/mL	0 ～ 450

分组讨论：

（1）该患儿最主要的诊断和诊断依据是什么？

（2）该患儿需要完善哪些检查以进行鉴别诊断及明确诊断？

（3）该患儿哭闹后出现青紫加重、意识障碍，请做出合理分析。

（4）简述治疗原则。

（二）病例二

患儿，女，3 岁，因"咳嗽 7 天，加重伴发热 1 天"入院。现病史：家属代述患儿 7 天前出现咳嗽、流涕，未予注意，咳嗽渐增多，痰多伴气喘，予阿莫西林颗粒和肺力咳合剂口服，无好转。1 天前咳嗽加重伴发热，精神差，呼吸费力，遂于今天到医院就诊。既往史：自幼体弱，经常咳嗽，其余无特殊。个人史：足月顺产，出生时无异常，不耐受剧烈活动，平时出汗多，生长发育较同龄儿童落后。

查体：体温 39.1℃，呼吸 55 次 / 分，脉搏 170 次 / 分，血压 88/35 mmHg。神志清，烦躁，鼻翼煽动，吸氧下口唇无青紫；全身皮肤无花斑，吸气三凹征，双肺闻及明显中小湿性啰音，胸骨左缘第二肋间收缩期和舒张期均闻及Ⅲ /6 级连续性"机器"杂音。肝脾无肿大，四肢端稍凉，足背动脉搏动稍弱，甲床出现毛细血管搏动。

分组讨论：

（1）分析该患儿可能患有何种疾病？简述病史特点。

（2）提出初步诊断的依据。

（3）该患儿需与什么疾病相鉴别？

（4）该患儿还须选择哪些检查？请描述可能的检查结果。

第四节　见习考核

学生按照心脏体格检查方法（视诊、触诊、叩诊和听诊）分组进行考核。

第十章　泌尿系统疾病

【目的与要求】

（1）掌握急性肾小球肾炎的诊断及处理原则。

（2）掌握肾病综合征的诊断及治疗原则。

【地点】儿科病房、见习教室。

【学时】4学时。

【课前准备】复习急性肾小球肾炎和肾病综合征的病理、生理、临床表现及治疗原则。

【教具】急性肾小球肾炎和肾病综合征的典型病例图片、实验室检查结果及视频资料，急性肾小球肾炎一般病例与严重病例及单纯性肾病和肾炎性肾病的教学病历。

【见习安排】

（1）回顾急性肾小球肾炎及肾病综合征的相关知识。

（2）病史采集及体格检查。

（3）病例讨论。

（4）见习考核

第一节　急性肾小球肾炎及肾病综合征

一、急性肾小球肾炎

（一）临床表现和诊断

（1）前驱感染病史（发病前1～3周有感染史）。

（2）典型表现。水肿、血尿、蛋白尿、高血压和尿量减少。

（3）严重表现。严重循环充血、高血压脑病及急性肾功能不全。

（4）非典型表现。无症状性急性肾炎、肾外症状性急性肾炎及以肾病综合征为主要表现的急性肾炎。

（5）实验室检查。血尿镜检见变形红细胞、红细胞及肾小管细胞管型，尿蛋白一般在"+～+++"（与血尿程度相平行），血沉增高，血清补体C3下降（一般于1～2个月恢复正常），抗链球菌溶血素O滴度增高（一般3～6个月可恢复正常）。

（二）治疗原则

（1）注意休息。急性期应卧床休息2～3周，直到肉眼可见的血尿消失、水肿消退、血压正常。血沉正常可上学，尿检完全正常可恢复体力活动。

（2）注意饮食。低盐、优质蛋白饮食。

（3）抗感染治疗。有感染灶时可用青霉素肌内注射或静脉滴注10～14天。

（4）对症治疗。采用利尿、降血压治疗。

（5）严重循环充血治疗。采用利尿、硝普钠降血压、血液净化或透析治疗。

（6）高血压脑病的治疗。原则为迅速降血压，有惊厥者应及时行止惊治疗。

（7）急性肾衰竭的治疗。控制水和钠的摄入，纠正水电解质酸碱平衡紊乱及透析治疗。

二、肾病综合征

（一）诊断及分型

（1）单纯性肾病的临床表现（"三高一低"）。如大量尿蛋白，尿蛋白＞50 mg/（kg·d）；高胆固醇血症，总胆固醇＞5.7 mmol/L；水肿；低蛋白血症，血浆白蛋白＜25 g/L。

（2）肾炎性肾病的临床表现。除具备上述四大特点外，还应具备下述条件之一者：①血尿，两周内3次尿沉渣红细胞＞10个／高倍镜视野（HP）；②氮质血症，尿素氮（BUN）＞10.70 mmol/L；③高血压；④血补体C3下降。

（二）治疗原则

1.一般治疗

（1）注意休息。一般无须卧床休息，但水肿显著，或并发感染，或严重高血压者应卧床休息。

（2）注意饮食。活动期应供盐 1 ～ 2 g/d，蛋白质 1.5 ～ 2.0 g/d。

（3）防治感染。

（4）利尿。

（5）对患者家属进行宣传教育。

2. 糖皮质激素治疗

（1）确诊后尽早选用泼尼松治疗（初始治疗）。

（2）短程疗法。易复发，国内少用。

（3）中程疗法。泼尼松 2 mg/（kg·d），最大量为 60 mg/d，分次服用；4 周内尿蛋白转阴后再服用 2 周，剂量为 2 mg/（kg·d）；之后改为每次 2 mg/kg，隔天晨顿服 4 周；之后每 2 ～ 4 周减 2.5 ～ 5.0 mg，逐渐减至维持量，治疗 6 个月后停药。

（4）长程疗法。泼尼松 2 mg/（kg·d），最大量为 60 mg/d，分次服用；尿蛋白转阴后改为 2 mg/（kg·d），每天晨顿服；4 周内尿蛋白未转阴，继续分次服药至转阴后 2 周（＜ 8 周）再改晨顿服；治疗 4 ～ 8 周后改为每次 2 mg/kg，最大量为 60 mg，隔天晨顿服，维持 4 周；之后每 2 ～ 4 周减量 1 次，每次减少 1.25 ～ 5.00 mg，逐渐减至每次 0.25 ～ 0.50 mg/kg 维持量，隔天晨顿服，治疗 9 个月后停药。

3. 免疫抑制剂治疗

免疫抑制剂主要用于肾病频繁复发或糖皮质激素依赖、耐药或出现严重副作用者，在小剂量糖皮质激素隔天使用的同时选用。

第二节　病史采集及体格检查

一、泌尿系统疾病的病史采集

泌尿系统疾病的病史采集见表 10-1。

表 10-1　泌尿系统疾病的病史采集

采集要点	采集内容
一般项目	姓名、性别、年龄（出生年、月）、出生地
主诉	主要症状及症状持续的时间
现病史	病情缓急情况及患病时间
	病因与诱因，如患者发病前 1～4 周有无上呼吸道感染或皮肤感染
	主要症状，如水肿、高血压、眼血尿、泡沫样尿、尿量增减。水肿：需要描述水肿开始的部位、进展情况，局部水肿还是全身水肿，双侧肢体是否为对称性水肿，水肿是否为凹陷性，水肿是否随体位和活动而改变。血尿：有无肉眼血尿，血尿的颜色（鲜红、酱油色、洗肉水样），有无血块，血尿出现在尿程的哪一段。少尿：少尿的程度（24 小时具体的尿量）
	伴随症状，如有无发热、畏寒、腰痛（由肾实质肿大、撑破肾被膜、牵扯感觉神经末梢所致）、乏力、厌食、恶心、呕吐（与氮质血症不完全成比例），有无头晕、视物模糊（与高血压程度及脑缺血、脑水肿有关），有无尿频、尿急、尿痛、排尿困难，有无皮疹、关节痛、脱发等，有无心悸、气促、不能平卧等，有无乏力、食欲下降、腹水、皮肤黄染等，有无大出血、脱水等
	病情的发展与演变，如病情是否加重、缓解及其因素
	诊疗经过，如是否就诊，何时何地就诊，接受过的检查及结果、诊断，使用过的药物、剂量、途径、疗程、疗效等
	一般情况，如精神、体力活动、睡眠、体重、食欲和大小便
	平时体健，有无类似病史，有无泌尿系统疾病
过去史	既往有无类似发作史、高血压、糖尿病、尿路感染等病史
个人史	出生史、喂养史（了解以往喂养史、辅食添加情况）、生长发育史、预防接种史
家族史	家族中有无急性、慢性肾脏疾病患者

二、体格检查

注意检查患儿有无视力下降、视物模糊、血压升高、眼睑水肿、双下肢水肿、肾区压痛及肾区叩击痛，少数患儿可出现眼底小动脉痉挛及轻度视盘水肿。浮肿的表现和性质为凹陷性或非凹陷性。有无体腔及鞘膜积液、血压情况，以及检查身体各部位有无明显或隐匿的感染灶。观察患儿的尿液。

三、实验室资料

实验室资料包括尿常规、24 小时尿蛋白、肝功能、血脂、凝血功能、自身抗体检测、乙肝两对半。

第三节　病例讨论

一、分组讨论

分组对已查看过的患者资料进行讨论，并归纳总结和汇报。
（1）患儿的病史特点是什么？
（2）患儿的初步诊断和诊断依据是什么？
（3）患儿的鉴别诊断如何？
（4）治疗原则是什么？

二、案例

患儿，男，10 岁，因"水肿、尿少 5 天，头痛 1 天，抽搐 1 次"急诊入院。5 天前开始出现面部水肿，向下蔓延至四肢，伴尿少，呈浓茶样。遂到当地医院就诊，予尿常规检查，尿浅红色，比重为 1.020，pH 值 5.6，蛋白（＋），糖（－）。镜检：RBC＋＋＋/HP，WBC 0 ～ 1 个 /HP，颗粒管型 2 ～ 10 个 /LP，诊治不详。1 天前感觉剧烈头痛，眼睛视物不清。入院当天中午突然神志不清，全身抽搐而急诊，病后无发热、咳嗽或端坐呼吸。

查体：体温 36.6 ℃，脉搏 108 次 / 分，呼吸 28 次 / 分，血压 165/110 mmHg。急重病容，神志不清，四肢肌张力增高，并有小抽动，全身皮肤明显非凹陷性水肿，无化脓性病灶，咽红，颈软，两肺未闻及啰音，心界不扩大，心音强，心率 108 次 / 分，心律齐，双膝反射灵敏，无病理征。

分组讨论：

（1）由上述病例分析哪些疾病可能导致患儿出现以上症状？

（2）如需做进一步地判断，还需要了解患儿的哪些信息？

（3）辅助检查包括哪些内容？

（4）该患儿的初步诊断是什么？应如何治疗？

第四节　见习考核

患儿，男，3 岁。因"浮肿、少尿 6 天"入院。6 天前初为眼睑浮肿，次日颜面浮肿，近 2 天逐渐加重，波及全身，尿量明显减少，呈深黄色，并伴有腹部不适。发病以来精神萎靡，食欲减退，发病前无明显感染病史。

查体：体温 36.2 ℃，脉搏 100 次 / 分，呼吸 26 次 / 分，体重 15 kg，血压 86/60 mmHg。全身水肿（呈凹陷性），双下肢、阴囊水肿明显，心肺查体未见异常，腹稍膨隆，肝肋下未触及，全腹无压痛，移动性浊音阳性，神经系统未见异常。

辅助检查：尿常规蛋白为 ++++/HP，RBC 为 1～2 个 /HP，WBC 为 0～2 个 /HP，血清白蛋白为 20 g/L，胆固醇为 6.3 mmol/L。

分组讨论：

（1）该患儿可能的诊断及诊断依据分别是什么？

（2）该患儿需要完善哪些检查？

（3）为什么该患儿的水肿呈凹陷性？

第十一章 小儿结核及神经系统疾病

【目的与要求】

（1）掌握结核性脑膜炎的临床表现及脑脊液改变的特点。

（2）掌握细菌性脑膜炎的临床表现、并发症及脑脊液改变的特点。

（3）熟悉原发型肺结核的临床表现。

【地点】儿科病房、见习教室。

【学时】4学时。

【课前准备】复习结核性脑膜炎、细菌性脑膜炎、原发型肺结核的相关内容。

【教具】结核性脑膜炎、细菌性脑膜炎的病例资料，典型结核胸片、头颅CT、MRI，以及叩诊锤、棉签等。

【见习安排】

（1）回顾结核性脑膜炎及细菌性脑膜炎的相关知识。

（2）病史采集及体格检查。

（3）病例讨论。

（4）见习考核。

第一节 结核性脑膜炎及细菌性脑膜炎

一、结核性脑膜炎

（一）小儿结核病

1. 流行病学

（1）传染源。小儿结核病的传染源主要为开放性肺结核患者。

（2）传播途径。小儿结核病主要通过呼吸道传播，少数经消化道传播，经皮肤或胎盘传染者少见。

（3）易感人群。新生儿易感小儿结核病。儿童发病取决于结核分枝杆菌的毒力、数量、机体免疫力和遗传因素等。

2.临床表现

小儿结核病最重要的类型是原发型肺结核。原发型肺结核的临床表现见表 11-1。

表 11-1 原发型肺结核的临床表现

年龄	症状	体征
年长儿	轻者可无症状，一般起病缓慢，可有低热、纳差、盗汗等结核中毒症状。严重者症状同婴幼儿	不同程度的淋巴结肿大，中、重度肺结核 50% 以上可无体征。病灶大可出现肺部叩诊浊音，呼吸音减低或有少许干湿啰音。婴儿可伴肝大
婴幼儿	可急性起病，高热达 39～40℃，持续 2～3 周后转为低热，伴结核中毒症状，干咳、轻度呼吸困难。婴儿体重不增。部分可出现眼疱疹性结膜炎、皮肤结节性红斑和多发性、一过性关节炎。胸内淋巴结肿大时可出现痉挛性咳嗽、喘鸣、声嘶、胸部静脉怒张	

（二）结核菌素试验（PPD 试验）的临床意义

1.PPD 试验的结果判断

注射 PPD 试剂后，48～72 小时观察反应结果，以局部硬结的平均直径来判断其反应的程度。PPD 试验的结果判断见表 11-2。除硬结外，还见水泡、破溃、淋巴管炎及双圈反应，可判断为极强阳性（++++）。

表 11-2 PPD 试验的结果判断

硬结直径	结果判断
＜ 5 mm	阴性
5～9 mm	阳性（+）
10～19 mm	中度阳性（++）
≥ 20 mm	强阳性（+++）

2.临床意义

（1）阳性反应。①曾接种卡介苗，由人工免疫所致。②儿童无明显临床症状而呈一般阳性反应，表示受过结核感染，但不一定有活动病灶。③3岁以下的小儿，尤其是1岁以下的小儿，未接种卡介苗者，阳性反应表示体内有新的结核病灶，年龄越小，活动性结核的可能性越大。④强阳性反应表示体内有活动性结核病灶。⑤两年内由阴性转为阳性，或反应强度从小于10 mm到大于10 mm，且增大幅度在6 mm以上，表示新近有感染。

（2）阴性反应。①未感染过结核分枝杆菌。②处于结核迟发性变态反应前期（即初次感染后4～8周之内）。③机体免疫反应受抑制可出现假阴性反应，如部分危重结核病、急性传染病（麻疹、水痘、风疹、百日咳等）患者恢复期。接受糖皮质激素或其他免疫抑制剂治疗者，患有原发性或继发性免疫缺陷病者，体质极度衰弱者（如重度营养不良、重度脱水、重度水肿等）。④皮试技术操作有误或结核菌素试剂失效。

（3）接种卡介苗后与自然感染阳性反应的鉴别见表11-3。

表11-3　接种卡介苗后与自然感染阳性反应的鉴别

鉴别要点	接种卡介苗后	自然感染
硬结直径	多为5～9 mm	多为10～15 mm
硬结颜色	浅红色	深红色
硬结质地	较软，边缘不整	较硬，边缘清楚
阳性反应持续时间	持续时间较短，2～3天即消失	持续时间较长，可在7天以上
阳性反应的变化	有明显逐年减弱的倾向，一般于3～5年内逐渐消失	短时间内反应无减弱倾向，持续若干年甚至终身

（三）判断小儿结核病的辅助检查

（1）确诊手段。从痰液、胃液、脑脊液、浆膜腔积液及病变组织中找到结核分枝杆菌。

（2）免疫学及分子生物学诊断。酶联免疫吸附试验、γ-干扰素释放试验、核酸杂交、聚合酶联反应、Gene Xpert等可辅助小儿结核病的诊断；血沉增快可反应结核病的活动性。

（3）影像学诊断。胸部X线可检查出结核病的病灶范围、性质、类型。胸部CT检查有利于发现隐蔽区的病灶，高分辨CT可显示早期（2周内）粟粒性肺结核，≥4 mm的肺门纵隔淋巴结。

（4）其他辅助检查。其他辅助检查包括纤支镜检查、淋巴结穿刺液检查、肺组织活检。

（四）结核性脑膜炎的临床表现

1.典型临床表现

（1）早期（前驱期）1～2周。小儿性格改变，有结核中毒症状，表现为发热、纳差、盗汗、消瘦、呕吐、腹泻或便秘。年长儿可诉头痛，婴儿皱额蹙眉、凝视、嗜睡或发育迟滞等。

（2）中期（脑膜刺激期）1～2周。①颅内压增高，表现为头痛、喷射性呕吐、嗜睡、烦躁、惊厥、前囟隆起。②颅神经损伤，表现为面神经、动眼神经、外展神经瘫痪。③脑膜刺激征，表现为颈强直、克尼格征及布鲁辛斯基征阳性。④脑炎症状，表现为定向、运动、语言障碍。⑤脊髓受损，导致截瘫、感觉障碍、括约肌功能障碍。⑥眼底检查，显示视盘水肿、视神经炎、脉络膜粟粒状结核结节。

（3）晚期（昏迷期）1～3周。以上症状逐渐加重，意识障碍逐渐加重，最终导致脑疝、呼吸及心血管运动中枢麻痹而死亡。常有阵挛性或强直性惊厥，水电解质代谢紊乱。

2.非典型临床表现

（1）起病急、进展快，有时仅以惊厥为主诉。

（2）早期出现脑实质损害，可表现为舞蹈症或精神障碍。

（3）早期出现脑血管损害，常表现为肢体瘫痪。

（4）合并脑结核瘤者可出现脑肿瘤的表现。

（5）部分严重颅外结核可掩盖脑部症状。

（6）在抗结核治疗过程中发生脑膜炎时，常表现为顿挫型。

3.诊断

结核性脑膜炎的早期诊断主要依靠详细的病史、临床观察，以及对该病的高度警惕性，并结合资料进行全面分析。最可靠的依据是在脑脊液中找到结核分枝杆菌。

（1）病史。结核接触史、卡介苗接种史、既往结核病史（尤其是1年内发现且未治疗者）、近期传染病（麻疹、百日咳等）诱因史。

（2）临床表现。有上述病史的患儿出现性情改变、头痛、不明原因呕吐、嗜睡或烦躁不安相交替及顽固性便秘等症状，应考虑结核性脑膜炎的可能。眼底检查发现脉络膜粟粒结节，有助于诊断结核性脑膜炎。

（3）脑脊液改变。

二、细菌性脑膜炎

（一）病因

1. 病原菌

细菌性脑膜炎与年龄有关，免疫功能低下或血脑屏障功能受损的小儿易感染，免疫缺陷儿可发生条件致病菌感染。不同年龄段的小儿细菌性脑膜炎常见病原菌感染见表 11-4。

表 11-4　不同年龄段的小儿细菌性脑膜炎常见病原菌感染

年龄	常见病原菌
新生儿期	大肠埃希菌、B 族链球菌（GBS）、其他革兰氏阴性杆菌
＜3 个月的婴儿	革兰氏阴性杆菌（大肠埃希菌、铜绿假单胞菌）、金黄色葡萄球菌
3 个月至 3 岁	流感嗜血杆菌、脑膜炎双球菌、肺炎链球菌
学龄前期、学龄期	脑膜炎双球菌、肺炎链球菌、流感嗜血杆菌、金黄色葡萄球菌

2. 致病途径

（1）血流途径（最常见）。致病菌入侵人体发生菌血症，致病菌进一步穿透血脑屏障，导致脑膜炎症。

（2）临近组织器官感染，如中耳炎、乳突炎等。

（3）与颅腔的直接通路，如颅骨骨折、皮肤窦道或脑脊膜膨出。

（二）临床表现

1. 发病特点

大多数患儿为急性起病，部分患儿发病前常有上呼吸道或胃肠道等前驱感染病史。

2. 临床表现

（1）症状体征。感染病菌后的中毒症状、急性脑功能障碍（进行性加重）、急性颅压增高、脑膜刺激征阳性。

（2）典型表现。主要表现为发热、烦躁、意识障碍、反复惊厥，可有休克、头痛、呕吐、脑疝、颈抵抗、克尼格征、布鲁辛斯基征。幼婴及新生儿的体温正常或降低，可出现非典型性惊厥、局部性抽搐、呼吸不规则、屏气等，以及尖叫、吐奶、前囟饱满紧张、颅缝分离，颈抵抗、克尼格征、布鲁辛斯基征不明显。

3. 脑脊液改变的特点

细菌性脑膜炎和结核性脑膜炎脑脊液改变的特点见表 11-5。

表 11-5　细菌性脑膜炎和结核性脑膜炎脑脊液改变的特点

鉴别要点	正常脑脊液	细菌性脑膜炎脑脊液	结核性脑膜炎脑脊液
压力	$70 \sim 200 \ mmH_2O$ 或 $0.69 \sim 196 \ kPa$	不同程度增高	增高
外观	清亮	米汤样混浊	微浊，毛玻璃样
潘氏试验	—	$++ \sim +++$	$+ \sim +++$
细胞数	$< 10 \times 10^6/L$	数百至数千个，以多核为主	数十至数百个，以淋巴为主
蛋白	$0.2 \sim 0.4 \ g/L$	明显增高	增高
糖	$2.8 \sim 4.5 \ mmol/L$	明显降低	降低
氯	$110 \sim 120 \ mmol/L$	多数降低	降低
病原菌	无	涂片或培养可见病原菌	涂片或培养可见结核杆菌

注：1 kPa=101.972 mmHg。

注意事项：

（1）化脓性脑膜炎糖降低的原因为细菌消耗糖、糖酵解增加、膜载体系统改变、细胞膜转运下降、代谢增加。

（2）脑脊液送检顺序为病原学—生化—常规。

（3）颅高压时，行腰椎穿刺术应谨慎，防止脑疝。颅内压增高明显时，先用20%甘露醇脱水，30分钟后再行腰椎穿刺术。少数患儿早期脑脊液正常，

12 ~ 24 小时后才出现异常。

（4）腰椎穿刺术的方法。穿刺部位为第三、第四腰椎间隙或第四、第五腰椎间隙（新生儿）。

（5）脑脊液静置 12 ~ 24 小时，有蜘蛛网状薄膜形成，用此薄膜涂片查找结核杆菌（抗酸杆菌）阳性率高，在脑脊液中找到结核杆菌是确诊结核性脑膜炎的依据。

4. 其他辅助检查

血培养，皮肤瘀点、瘀斑涂片，外周血象，血清降钙素原等辅助检查有助于细菌性脑膜炎的诊断；影像学检查，如头颅 B 超、CT、MRI、颅骨透光检查，此类检查能及早发现并发症。

（三）并发症

1. 硬膜下积液

（1）特点。硬膜下积液常发生在 1 岁以下的婴儿。凡经有效治疗48 ~ 72 小时后脑脊液有好转，体温不退或退而复升，或一般症状好转后又出现意识障碍、惊厥、前囟隆起或颅高压，应怀疑为硬膜下积液。

（2）诊断方法。头颅透光检查、头颅 CT 检查。

（3）治疗。穿刺放液，每次每侧放液＜ 15 mL；正常情况下硬膜下积液量＜ 2 mL，蛋白质定量＜ 0.40 g/L。

2. 脑室管膜炎

有效抗生素治疗下仍发热不退、惊厥、意识障碍，进行性加重的颈项强直，甚至角弓反张。脑脊液始终无法正常，CT 见脑室增大。脑室管膜炎治疗困难，致死率和致残率高。

3. 抗利尿激素异常分泌综合征

抗利尿激素异常分泌综合征是由炎症刺激神经垂体，导致抗利尿激素过量分泌。

4. 脑积水

（1）非交通性脑积水。炎症渗出物粘连、堵塞脑室内脑脊液流出通道。

（2）交通性脑积水。炎症破坏蛛网膜颗粒，颅内静脉窦栓塞，导致脑脊液重吸收障碍。

5. 其他神经系统损害

其他神经系统损害包括神经性耳聋、智力障碍、脑性瘫痪、癫痫、视力障碍及其他神经功能倒退。

第二节　病史采集及体格检查

一、病史采集

（一）结核性脑膜炎的病史采集

（1）病因与诱因。有无与结核病患者的接触史。

（2）主要症状。有无感染病菌后的中毒症状（如低热、盗汗、消瘦、纳差等），神志改变（如性格改变、嗜睡、昏迷、抽搐等），颅内压增高表现（如头痛、呕吐，婴儿表现为烦躁不安），有无颅神经受累症状（如口角歪斜）。

（3）抽搐症状。抽搐的诱发因素、先兆、症状演变过程，以及发作后的伴随症状。抽搐症状的过程描述，如是否呼之不应、双眼凝视（上翻、斜视等）、口唇发绀，牙关紧闭、口吐泡沫，以及双上肢及双下肢的姿势，持续时间等。

（二）细菌性脑膜炎的病史采集

（1）病因与诱因。有无呼吸道前驱感染、外伤、外耳流脓等。

（2）主要症状。有无感染中毒症状（如高热不退、烦躁不安），神志改变（如精神萎靡、嗜睡、昏睡、昏迷），颅内压增高表现（如头痛、呕吐，婴儿表现为烦躁不安），皮肤瘀点、瘀斑，休克等表现。

（3）抽搐症状。抽搐的诱发因素、先兆、症状的演变过程，以及发作后的伴随症状。抽搐症状的过程描述，如是否呼之不应，双眼凝视（上翻、斜视等）、口唇发绀、牙关紧闭、口吐泡沫，以及双上肢及双下肢的姿势，持续时间等。

二、体格检查

（一）神经系统检查

（1）意识障碍程度。如嗜睡、意识模糊、浅昏迷、深昏迷。

（2）精神行为状态。如烦躁不安、激惹、谵妄、迟钝、抑郁、幻觉、定向力障碍。

（3）头颅。头围增大时，注意脑积水、硬膜下血肿、巨脑症；头围缩小时，警惕脑萎缩或脑发育停滞。囟门过小或早闭，见于头小、畸形；囟门过大，见于佝偻病、脑积水；囟门隆起，有波动感，见于颅内压增高；囟门凹陷，见于脱水。出生后6个月不再触及颅缝；颅内高压可使颅缝开裂，叩诊出现破壶音。颅骨透照试验，即在暗室内用电筒透照，前额部光圈＞2 cm，枕部＞1 cm，或两侧不对称，此试验对诊断具有一定意义。

（4）脊柱。注意脊柱畸形、异常弯曲、强直、叩击痛等。背部中线部位的皮肤有无凹陷、小窝，有时伴有异常毛发增生，见于潜毛窦、隐性脊柱裂或椎管内皮样囊肿。

（二）脑神经检查

（1）嗅神经。观察患儿对香水、薄荷或不适气味的反应。嗅神经损伤鉴于先天性节细胞发育不良或额叶、颅底病变者。

（2）视神经。视觉是否正常，小儿出生即有视觉，可用移动的光或鲜艳的物品来检查。眼底检查注意视乳头、视神经、视网膜有无异常。颅内高压可有视乳头水肿。根据需要检查视力、视野。

（3）动眼、滑车、展神经。这三对脑神经支配眼球运动、瞳孔反射、眼睑。

（4）三叉神经。运动支：张口有无偏斜，咀嚼两侧咬肌及颞肌收缩力。感觉支：面部皮肤对痛、触觉的反应。角膜反射。

（5）面神经。随意运动时双侧面部是否对称。周围性面神经麻痹，如患侧上下面肌同时受累、病变侧不能皱额、眼睑不能闭合、鼻唇沟变浅、口角向健侧歪斜。中枢性面神经麻痹，如病变对侧下部面肌麻痹（鼻唇沟变浅、口角歪斜）。

（6）听神经。通过听力检测来检查听神经。

（7）前庭神经。通过旋转实验或冷水实验来检查前庭神经。

（8）舌咽和迷走神经。舌咽和迷走神经常同时受累。损伤时出现吞咽困难、声嘶、饮水反呛、咽反射消失等。

（9）副神经。检查胸锁乳突肌和斜方肌的肌力、肌容积。病变时患侧肩部变低，耸肩、向对侧转头无力，肌肉可有萎缩。

（10）舌下神经。麻痹时伸舌，舌偏向麻痹侧。周围性舌下神经麻痹常伴舌肌萎缩和肌束震颤。

（三）运动功能检查

（1）肌容积。检查有无肌萎缩或假性肥大。

（2）肌张力。检查肌张力时，可用手触摸肌肉，判断静止状态下肌肉的紧张度，或在肢体放松的情况下做被动的伸屈、旋前旋后、内收外展等运动，以感觉其阻力。对于婴儿，应检查内收肌角、腘窝角、足跟碰耳、足背屈角、围巾征等。肌张力增高，见于上运动神经元损害和锥体外系病变；肌张力降低，见于下运动神经元损害或肌肉疾病。

（3）肌力。观察患儿力所能及的粗大和精细运动，以判断各部位肌群的肌力。0级：完全瘫痪，即患儿用力时，肌肉无收缩。1级：有肌肉收缩，但未见肢体移动。2级：有主动运动，但不能对抗地心引力。3级：有主动运动，且能对抗地心引力。4级：能对抗阻力，但力量稍弱。5级：正常。

（4）共济运动。观察婴儿拿玩具的动作是否准确。年长儿能完成指鼻、闭目难立征、跟膝胫试验等检查。

（5）姿势和步态。异常步态包括双下肢剪刀式或偏瘫性痉挛步态，足间距增宽的小脑共济失调步态，高举腿、落足重的感觉性共济失调步态。

（6）髋带肌无力。髋带肌无力，便髋部不稳定，行走时左右摇摆，呈"鸭步"。

（7）不自主运动。见于锥体外系疾病，表现为舞蹈样运动、扭转痉挛、手足徐动或抽动等。

（四）感觉功能检查

（1）浅感觉。浅感觉检查包括痛觉、触觉、温度觉的检查。

（2）深感觉。深感觉检查包括位置觉、音叉振动觉检查。

（3）皮质感觉。在患儿闭目状态下测试其皮肤的两点辨别觉，或在闭目状态下用手辨别物体的大小、形态、重量等。

（五）反射检查

（1）浅反射。1岁以上的儿童容易引出腹壁反射，提睾反射在出生后4～6个月比较明显。

（2）腱反射。腱反射减弱或消失，提示神经、肌肉、神经肌肉接头或小脑疾病；腱反射亢进和踝阵挛，提示上运动神经元疾病。恒定的一侧反射缺失或亢进有定位意义。

（3）暂时性反射。暂时性反射包括原始反射、颈肢反射、迈步反射和颈拨正反射。在应该出现的时间内不出现暂时性反射，或暂时性反射在应该消失的时间内不消失，或两侧不对称，即提示神经系统异常。

（六）病理反射

病理反射包括巴宾斯基征、查多克征、戈登征、奥本海姆征。18个月以下的小儿可呈双侧巴宾斯基征阳性，若该反射明显不对称，或18个月后出现阳性，则提示锥体束损害。

（七）脑膜刺激征

脑膜刺激征包括颈项强直、克尼格征、布鲁辛斯基征。

三、典型影像学阅片教学

影像学阅片包括胸片、头颅CT片、头颅MRI片等。

四、采集病史

学生分组到病房采集病史。

第三节　病例讨论

患儿，女，9天，因"发热6小时，呻吟、呕吐2小时"入院。现病史：母亲代诉患儿6小时前在无诱因的情况下出现发热，体温最高达39.6 ℃，伴有哭闹，难以安慰，口吐泡沫，进食奶量减少；无咳嗽、流涕、外耳流脓；

无腹胀、腹泻等；曾自予布洛芬混悬液口服，采取物理降温退热，体温可退至 38.5 ℃。2 小时前出现呻吟，呼吸不规则，阵发性四肢抽动，头后仰症状，曾呕吐胃内容物 2 次，均为奶液，遂来诊。个人史：足月 39 周，顺产，出生后纯母乳喂养；无挑马牙病史；脐带已脱落，无流脓；已接种卡介苗、乙肝疫苗。家族史：母亲 26 岁，孕期体健；父亲体健。

查体：体温 39.8 ℃，呼吸 45 次 / 分，脉搏 210 次 / 分，血压 68/45 mmHg。神志清，反应差，弹足底 4 次，无哭声；全身皮肤可见花斑，中度黄染，指端凉，CRT 6 秒；颈抵抗，前囟隆起，口周轻微发绀，可见鼻翼煽动、吸气三凹征，可闻及呻吟，呼吸欠规则，双肺呼吸音粗，未闻及啰音；心音稍低钝，心率 210 次 / 分，心律齐，未闻及杂音；腹部稍膨隆，脐轮无红肿；肝脏肋下 4 cm 可触及，质中，边钝；脾脏肋下未触及；肛周潮红，无破溃；四肢肌张力高，双侧巴宾斯基征阳性。

辅助检查：该患儿的血常规、脑脊液检测结果见广西医科大学第二附属医院的报告单（表 11-6 至表 11-8）。

表 11-6　广西医科大学第二附属医院报告单

医嘱名称：血常规	仪器：	病案号：	流水号：	检验编码：
姓名：××	性别：女	年龄：9 天	科别：儿科	床号：
初步诊断：				

项目名称	结果	单位	参考范围
［WBC］白细胞计数	35.0	10^9/L	5.00 ～ 12.00
［RBC］红细胞计数	4.81	10^{12}/L	4.00 ～ 5.50
［HGB］血红蛋白	146.0	g/L	120.00 ～ 160.00
［PLT］血小板计数	395.0	10^9/L	125.00 ～ 350.00
［NEU%］中性粒细胞百分比	0.92		0.400 ～ 0.750
［LYM%］淋巴细胞百分比	0.003		0.200 ～ 0.500
［MONO%］单核细胞百分比	0.055		0.030 ～ 0.100
［EO%］嗜酸性粒细胞百分比	0.027		0.004 ～ 0.080
［BISO%］嗜碱性粒细胞百分比	0.006		0.000 ～ 0.010
［NEU］中性粒细胞绝对值	30.47	10^9/L	1.80 ～ 6.30

续表

项目	结果	单位	参考范围
［LY］淋巴细胞绝对值	5.55	$10^9/L$	$1.10 \sim 3.20$
［MONO］单核细胞绝对值	0.49	$10^9/L$	$0.10 \sim 0.60$
［EOS］嗜酸性粒细胞绝对值	0.24	$10^9/L$	$0.02 \sim 0.52$
［BISO］嗜碱性粒细胞绝对值	0.05	$10^9/L$	$0.00 \sim 0.06$
［HCT］红细胞比容	0.354		$0.350 \sim 0.450$
［MC］平均红细胞体积	80.10	fl	$82.00 \sim 100.00$
［MCH］平均 RBC 血红蛋白含量	27.30	pg	$27.00 \sim 34.00$
［MCHC］平均 RBC 血红蛋白浓度	340.0	g/L	$316.00 \sim 354.00$
［PDW］血小板体积分布宽度	0.217		$0.15 \sim 0.18$
［RDWCV］RBC 体积分布宽度 CV	0.15		$0.11 \sim 0.14$
［MPV］平均血小板体积	7.4		$9.00 \sim 12.00$
［PCT］血小板比容	0.217		$0.110 \sim 0.280$
［hsCRP］超敏 C 反应蛋白	112	mg/L	$0 \sim 1$

表 11-7 广西医科大学第二附属医院报告单

医嘱名称：脑脊液常规　　仪器：　　　　病案号：　　　　流水号：　　　　检验编码：

姓名：×× 　　　　　性别：女　　年龄：9 天　　科别：儿科　　床号：

初步诊断：

项目名称	结果	单位	参考范围
眼观	浅黄浑浊		
潘氏试验	+++		阴性
有核细胞数	3900	$10^6/L$	
单个核细胞百分比	15	%	
多个核细胞百分比	85	%	
脑脊液红细胞	170	$10^6/L$	0

表 11-8　广西医科大学第二附属医院报告单

医嘱名称：脑脊液生化　　仪器：　　病案号：　　流水号：　　检验编码：

姓名：××　　　　　　　性别：女　年龄：9天　　科别：儿科　床号：

初步诊断：

项目名称	结果	单位	参考范围
［CSF-CL］脑脊液氯	105	mmol/L	120.0 ～ 132.0
［CSF-GLU］脑脊液葡萄糖	0.05	mmol/L	2.50 ～ 4.50
［CSF-PRO］脑脊液蛋白	3010	mg/L	150.0 ～ 450.0

该患儿的头颅 CT 检查结果如图 11-1 所示，脑压为 210 mmH$_2$O。

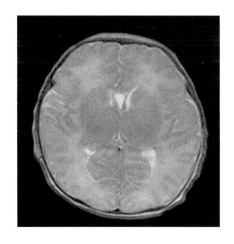

图 11-1　头颅 CT（冠状位）

分组讨论：

（1）该患儿可能的诊断和诊断依据是什么？

（2）该患儿需要完善哪些检查才能进行鉴别诊断？

（3）该病例的治疗原则是什么？

（4）在治疗过程中，该患儿体温正常，但 3 天后再次出现高热，前囟隆起。该患儿的头颅影像学资料如图 11-2 所示。该患儿可能发生什么并发症？应该如何治疗？

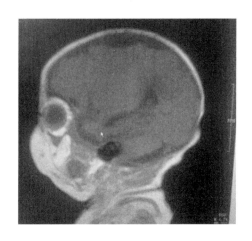

图 11-2　头颅 CT（复查、矢状位）

第四节　见习考核

简述小儿神经系统体格检查的方法（神经反射和脑膜刺激征）。

第十二章 免疫性疾病

【目的与要求】

（1）掌握川崎病、风湿热、过敏性紫癜的临床表现、诊断标准及治疗原则。

（2）熟悉川崎病、风湿热、过敏性紫癜的鉴别诊断及预防。

（3）了解川崎病、风湿热、过敏性紫癜的预后。

【地点】儿科病房、见习教室。

【学时】4 学时。

【课前准备】复习川崎病、风湿热、过敏性紫癜的相关内容。

【教具】典型病例的图片、视频资料、实验室检查资料、心电图、典型心脏超声心动图、心脏 CT 片、MRI 片、胸片等。

【见习安排】

（1）回顾川崎病、风湿热及过敏性紫癜等相关知识。

（2）病史采集及体格检查。

（3）病例讨论。

（4）见习考核。

第一节 川崎病、风湿热及过敏性紫癜

一、川崎病

（一）临床表现

1.主要的临床表现

（1）发热。体温可达 39 ～ 40 ℃，呈稽留或弛张热，持续 7 ～ 14 天或更长，抗生素治疗无效。

（2）球结膜充血。发病初期 3 ～ 4 天出现球结膜充血，无脓性分泌物，热退后消散。

（3）唇及口腔表现。口唇充血皲裂，口腔黏膜弥漫性充血，呈草莓舌。

（4）手足症状。急性期手足硬性水肿和掌跖红斑，恢复期指（趾）端膜状脱皮，严重者指（趾）甲脱落。

（5）皮肤表现。常在第一周出现多形性红斑和猩红热样皮疹。肛周皮肤发红、脱皮。

（6）颈淋巴结肿大。主要表现为单侧或双侧颈淋巴结非化脓性肿大，可有触痛，但表面皮肤无红肿。

2. 心脏表现

川崎病病程为 1 ～ 6 周，可出现心包炎、心肌炎、心内膜炎、心律失常，病程为 2 ～ 4 周，可出现冠状动脉损害（冠状动脉狭窄或冠状动脉瘤）。2 岁以下的男孩，红细胞沉降率（ESR）、血小板、CRP 明显升高，这些是冠状动脉病变的高危因素。

3. 其他表现

川崎病可有间质性肺炎、无菌性脑膜炎、消化系统症状（腹痛、呕吐、腹泻、麻痹性肠梗阻、肝脏增大、黄疸等）、关节痛和关节炎等。另外，原卡介苗（BCG）瘢痕处再现红斑（接种后 3 个月至 3 年内易出现），对诊断不完全型川崎病有重要价值。

（二）辅助检查

1. 血液检查

白细胞增高，以中性粒细胞为主；轻度贫血；2 ～ 3 周时血小板增多；急性炎症指标（血沉、CRP）升高；血浆纤维蛋白原、血浆黏度升高；血清转氨酶升高；血清免疫球蛋白 G（IgG）、血清免疫球蛋白 M（IgM）、血清免疫球蛋白 A（IgA）、血清免疫球蛋白 E（IgE）和 IL-6 等升高。

2. 心电图检查

早期非特异性 ST-T 改变，心肌梗死时 ST 段明显抬高，T 波倒置及异常 Q 波。

3. 胸片检查

肺纹理增多、模糊或有片状阴影，心影扩大。

4. 超声心动图检查

超声心动图为川崎病最重要的辅助检查手段。急性期可见心包积液，左室内径增大，二尖瓣、主动脉瓣或三尖瓣反流，冠状动脉扩张或冠状动脉瘤。冠状动脉扩张及冠状动脉瘤的诊断标准：根据患儿的年龄及心脏超声 Z 值不同而有差异，一般冠状动脉直径＞3 mm 为扩张，＞4 mm 为冠状动脉瘤，≥8 mm 为巨大冠状动脉瘤。

5. 冠状动脉造影检查

超声检查显示有冠状动脉瘤，或心电图检查有心肌缺血表现者，可进行冠状动脉造影检查。

6. 多层螺旋 CT 检查

多层螺旋 CT 在检测冠状动脉狭窄、血栓形成、血管钙化方面优于超声心动图。

（三）诊断

1. 诊断标准

发热在 5 天以上，并伴有下列 5 项临床表现中的 4 项者，即可诊断为川崎病：①四肢变化，急性期掌跖红斑，手足硬性水肿；恢复期指（趾）端膜状脱皮。②多形性皮疹。③眼结合膜充血，非化脓性。④唇充血皲裂，口腔黏膜弥漫性充血，舌乳头突起、充血，呈草莓舌。⑤颈部淋巴结肿大。如 5 项临床表现中不足 4 项，但超声心动图显示冠状动脉损害者，亦可诊断为川崎病。

2. IVIG 非敏感型川崎病

IVIG 非敏感型川崎病，又称 IVIG 无反应型川崎病、IVIG 耐药型川崎病、难治性川崎病等。多数人认为，川崎病患儿在发病 10 天内接受静脉注射免疫球蛋白（IVIG），剂量为 2 g/ kg，无论一次或分次输注后，36 ～ 48 小时体温仍高于 38 ℃，或给药后 2 ～ 7 天再次出现发热，并符合上述至少一项川崎病的诊断标准，即可诊断为 IVIG 非敏感型川崎病。

（四）治疗

1. 服用阿司匹林

阿司匹林剂量为 30 ～ 50 mg/（kg·d），分 2 ～ 3 次服用，热退 3 天后，逐渐减量，2 周左右减至 3 ～ 5 mg/（kg·d），维持 6 ～ 8 周。有冠状动脉病变时，应持续服用至冠状动脉恢复正常。

2. 静脉注射免疫球蛋白（IVIG）

免疫球蛋白推荐剂量为 2 g/kg，静脉缓慢输入 8 ～ 12 小时，宜在发病早期（10 天以内）应用。同时，合并应用阿司匹林，剂量及疗程同上。部分患儿在输注 IVIG 后无效，可重复使用 1 次，或使用糖皮质激素。

3. 糖皮质激素

注射 IVIG 无效，或存在 IVIG 耐药风险的患儿可考虑加用糖皮质激素。因糖皮质激素可促进血栓形成，影响冠状动脉病变修复，故不宜单独使用，可与阿司匹林和双嘧达莫合并应用。可使用泼尼松 1 ～ 2 mg/（kg·d），2 ～ 4 周减停。

4. 其他治疗

（1）抗血小板聚集。使用双嘧达莫、氯吡格雷。

（2）对症及支持治疗。采用补液、护肝、控制心力衰竭、溶栓治疗等。

（3）心脏手术。严重的冠状动脉病变需要进行冠状动脉搭桥术。

5.IVIG 非敏感型川崎病的治疗

（1）首剂 IVIG 治疗后 36 小时仍发热（体温＞ 38 ℃）者，可再次应用足量的 IVIG（剂量为 2 g/kg）。

（2）在注射 IVIG 的基础上，应早期应用糖皮质激素联合阿司匹林治疗。

（五）预防及随访

无冠状动脉病变的患儿于出院后 1 个月、3 个月、6 个月及 1 ～ 2 年进行 1 次全面检查（体格检查、心电图检查、超声心动图检查等）。未经有效治疗的患儿，10% ～ 20% 会发生冠状动脉病变，应长期密切随访，每 6 ～ 12 个月随访 1 次。

二、风湿热

（一）临床表现

1. 一般表现

发热（高热、低热或热型不定）、精神不振、疲倦、纳差、面色苍白、多汗、关节痛和腹痛等。

2. 心脏炎

40%～50% 的心脏炎病例累及心脏，是风湿热唯一的持续性器官损害，可表现为心肌炎、心内膜炎、心包炎和全心炎。心肌炎轻者可无症状，严重者可伴不同程度的心力衰竭。心内膜炎主要侵犯二尖瓣和（或）主动脉瓣，造成关闭不全。心包炎的临床表现为心前区疼痛。查体可发现颈静脉怒张、肝大、心包摩擦音、搏动消失、心音遥远。X 线检查提示心影扩大，呈烧瓶状；心电图结果提示低电压、ST 段改变、T 波改变；超声心动图检查后可确诊为心包积液。

3. 关节炎

关节炎约占急性风湿热总数的 50%～60%，典型表现为游走性多关节炎，以膝、踝、肘、腕等关节为主。关节红、肿、热、痛，活动受限，可延续 3～4 周。

4. 舞蹈病

舞蹈病占风湿热的 3%～10%。患儿表现为全身或部分肌肉的不自主快速运动，如伸舌歪嘴、挤眉弄眼、耸肩缩颈、语言障碍、书写困难、细微动作不协调等，兴奋或注意力集中时加剧，入睡后即消失，常伴肌无力和情绪不稳定。

5. 皮肤症状

皮肤出现环形或半环形边界明显的淡红色红斑，大小不等，中心苍白，常出现于躯干和四肢近端，呈一过性，或时隐时现，呈迁延性，可持续数周。皮下小结为坚硬无痛结节，与皮肤不粘连，直径为 0.1～1.0 cm，出现于肘、膝、腕、踝等关节伸面，或枕部、前额头皮及胸、腰椎脊突的突起部位，2～4 周可消失。

（二）辅助检查

（1）链球菌感染证据。50%～80%的抗链球菌溶血素O（ASO）呈阳性。

（2）风湿热活动指标。外周血白细胞计数和中性粒细胞增高，血沉增快，C-反应蛋白呈阳性，α2球蛋白和黏蛋白增高等。

（三）诊断标准

修订的Jones诊断标准见表12-1。

表12-1　修订的Jones诊断标准

主要表现	次要表现	链球菌感染证据
（1）心脏炎：①杂音；②心脏增大；③心包炎；④充血性心力衰竭 （2）多发性关节炎 （3）舞蹈病 （4）环形红斑 （5）皮下小结	（1）临床表现：①既往风湿热病史；②关节痛；③发热 （2）实验室检查：①ESR增快，CRP阳性，白细胞增多，贫血；②心电图的P-R间期延长，Q-T间期延长	（1）近期患过猩红热 （2）咽拭子培养溶血性链球菌阳性 （3）ASO或风湿热抗链球菌抗体增高

注：

（1）如多发性关节炎已列为主要表现，则关节痛不能作为1项次要表现。

（2）如心脏炎已列为主要表现，则心电图检查不能作为1项次要表现。

（3）如有前驱的链球菌感染证据，并有2项主要表现或1项主要表现加2项次要表现，高度提示可能为急性风湿热。

（4）对以下3种情况，又缺乏风湿热病因者，可不必严格遵循上述诊断标准：以舞蹈病为唯一的临床表现者，隐匿发病或缓慢发生的心脏炎者，有风湿热史或患风湿性心脏病者。当再感染A组链球菌时，有风湿热复发风险。

（四）治疗

（1）注意休息。急性期风湿热、无心脏炎表现的患儿建议卧床休息2周，随后逐渐恢复活动，于2周后达正常活动水平；患心脏炎、无心力衰竭的患儿建议卧床休息4周，随后于4周内逐渐恢复活动；心脏炎伴充血性心力衰竭的患儿则需卧床休息至少8周，在以后的2～3个月内逐渐增加活动量。

（2）清除链球菌感染。应用青霉素 80 万 U 肌内注射，每天 2 次，持续 2 周，以彻底清除链球菌感染。对青霉素过敏者可改用其他抗生素，如红霉素。

（3）抗风湿热治疗。无心脏炎的风湿热患儿可用非甾体抗炎药，如阿司匹林 100 mg/（kg·d），最大量为 3 g/d，疗程为 4～8 周。患心脏炎时应在早期使用糖皮质激素，如泼尼松 2 mg/（kg·d），最大量为 60 mg/d，总疗程 8～12 周。

（4）其他治疗。低盐饮食，必要时吸氧、使用利尿药物和血管扩张剂。有充血性心力衰竭时应及时予大剂量静脉注射糖皮质激素。舞蹈病可用苯巴比妥、地西泮等镇静药物。关节肿痛应予制动。

（五）预防和预后

（1）建议每 3～4 周肌内注射苄星青霉素（长效青霉素，benzathine penicilline）120 万 U，预防注射期限至少 5 年；风湿性心脏病患者宜作终身药物预防。对青霉素过敏者可改用红霉素类药物。

（2）风湿热或风湿性心脏病患儿拔牙或行其他手术时，术前、术后应用抗生素，预防感染性心内膜炎。

三、过敏性紫癜

（一）临床表现

过敏性紫癜的首发症状以皮肤紫癜为主，少数病例首先出现腹痛、关节炎或肾脏症状。发病前 1～3 周常有上呼吸道感染史，可伴有低热、食欲缺乏、乏力等全身症状。过敏性紫癜的临床表现见表 12-2。

表 12-2　过敏性紫癜的临床表现

部位	临床表现
皮肤	皮肤反复出现紫癜为过敏性紫癜的特征，多见于四肢及臀部皮肤，呈对称分布，伸侧较多，分批出现，面部及躯干较少。少数可融合成大疱，伴出血性坏死。部分病例伴有荨麻疹和血管神经性水肿。紫癜一般在 4～6 周后消退，部分有复发
胃肠道	约2/3的病例出现阵发性剧烈腹痛,常位于脐周或下腹部,可伴有呕吐,部分患儿可有黑便或血便,偶见并发肠套叠、肠梗阻或肠穿孔

续表

部位	临床表现
关节	约 1/3 的病例出现膝、踝、肘、腕等大关节肿痛，活动受限。关节腔有浆液性积液
肾脏	30%～60% 的病例有肾脏受损的表现，症状轻重不一，表现为血尿、蛋白尿、管型尿、高血压和水肿，而发展成为紫癜性肾炎，少数呈肾病综合征表现
其他	出血倾向包括颅内出血、鼻出血、牙龈出血、咯血等。累及循环系统，发生心肌炎和心包炎。累及呼吸系统，发生喉头水肿、哮喘、肺出血等

（二）辅助检查

（1）周围血象检查。白细胞正常或增高，中性粒细胞和嗜酸性粒细胞可增高，出血严重时可有贫血。血小板计数正常或升高，出血和凝血时间正常，血块退缩试验正常，部分患儿毛细血管脆性试验呈阳性。

（2）尿常规检查。可检测出红细胞、蛋白、管型，重症患儿有肉眼血尿。

（3）粪便常规检查。隐血试验呈阳性。

（4）血生化检查。ESR 增快，IgA 升高，IgG、IgM、补体 C3、补体 C4 正常或升高，抗核抗体和类风湿因子阴性，重症血浆黏度升高。

（5）影像学检查。影像学检查包括腹部 B 超、头颅 MRI、肾脏穿刺等。腹部 B 超检查有利于早期诊断肠套叠。

（三）诊断

具备典型皮疹紫癜，同时伴有以下 4 项条件之一者，可以确诊为过敏性紫癜：①弥漫性腹痛；②关节炎或关节痛；③任何部位活检显示 IgA 免疫复合物沉积；④肾损害。

（四）治疗

1. 一般治疗

患儿应卧床休息，去除病因。控制感染，补充维生素，应用抗组胺药物和钙剂。腹痛时应用解痉药，消化道出血时应禁食，使用西咪替丁

20 ～ 40 mg/（kg·d），严重贫血时应输血。

2. 使用糖皮质激素和免疫抑制剂

如出现消化道出血、血管性水肿、严重关节炎等，建议使用泼尼松 1 ～ 2 mg/（kg·d），或地塞米松 0.3 mg/（kg·d），或甲泼尼龙 5 ～ 10 mg/（kg·d）静脉滴注，症状缓解后应停止使用。严重过敏性紫癜性肾炎可在糖皮质激素的基础上加用免疫抑制剂，如环磷酰胺、硫唑嘌呤等。

3. 抗凝治疗

（1）抗血小板聚集和血栓形成，可使用阿司匹林、双嘧达莫。

（2）如伴有明显高凝状态，应用低分子肝素，同时监测凝血功能。

4. 其他

硝苯地平、萘普生等均有利于关节炎的恢复。中成药如黄芪颗粒、复方丹参片、银杏叶片等，可补肾益气和活血化瘀。

（五）预后

过敏性紫癜的病程一般为 1 ～ 3 个月，少数可长达数月或 1 年以上，建议患儿长期门诊随访。过敏性紫癜的远期预后取决于肾脏是否受累及受累程度。肾脏病变常迁延，可持续数月或数年，发展为慢性肾脏疾病，甚至慢性肾功能不全。

第二节　病史采集及体格检查

一、病史采集

免疫性疾病的病史采集见表 12–3。

表 12-3　免疫性疾病的病史采集

采集要点	采集内容
一般项目	姓名、性别、年龄（出生年、月）、出生地
主诉	主要症状及症状持续的时间
现病史	病情缓急情况及患病时间
	病因与诱因，如有无呼吸道感染，疫苗接种的反应，是否进食了特殊食物或药品
	主要症状，如发热持续的时间、是否为间歇性／持续性发热、发热的类型、退热药的效果，皮疹出现的时间、发展速度、形态，有无瘙痒，与用药的关系
	伴随症状，如有无咳嗽、咳痰、心悸、面色苍白、呕吐、腹胀、腹痛、眼红、唇红、浮肿、尿少、血便、血尿、关节肿痛、指（趾）端硬肿、不自主肌肉动作（皱眉、努嘴、吐舌、手舞足蹈样动作）、抽搐等
	病情的发展与演变，如病情加重或缓解及其因素
	诊疗经过，如是否就诊，何时何地就诊，接受过的检查及结果、诊断、使用过的药物、剂量、途径、疗程、疗效等
	一般情况，如精神、体力活动、睡眠、体重、食欲和大小便
过去史	平时健康状况，有无类似病史，有无传染病病史及接触史，有无外伤史、手术史、输血史
个人史	出生史、喂养史、生长发育史、预防接种史
家族史	有无遗传代谢病及家族史

二、体格检查

免疫性疾病的体格检查见表 12-4。

表 12-4 免疫性疾病的体格检查

检查要点	检查内容
生命体征	体温、脉搏、呼吸、血压
一般情况	意识、面色等
皮肤黏膜	肤色苍白或花斑纹，有无皮肤黄染
	皮疹的分布、形态，有无皮下小结
	眼睑、下肢有无水肿
头颅五官	球结膜是否充血，有无血液渗出，鉴别有无角膜溃疡
	口唇及口腔有无充血、干裂，有无杨梅舌，鉴别有无麻疹黏膜斑
颈部	淋巴结的大小、分布，是否有粘连，有无波动感，肿大淋巴结皮肤表面的温度及颜色
肺部	呼吸频率增快或深快
心脏	心前区是否隆起，心界是否增大，心率是否增快或心音低钝，心律是否整齐，有无杂音、心包摩擦音
腹部	有无腹胀、肠鸣音减弱，有无肝脾肿大等
四肢关节	肢端有无充血、硬肿，关节有无肿胀、活动障碍
肛门、会阴	有无肛周及会阴部皮肤发红或脱屑
循环灌注	触摸脉搏，观察肤色、感知肢体温度，测量 CRT
神经系统	肌张力低下，腱反射减弱或消失，有无共济失调及椎体束定位征

第三节 病例讨论

（一）病例一

患儿，女，10 岁，因"反复发热 1 月，游走性关节疼痛 10 天"入院。

入院前 1 个月在无明显诱因的情况下出现发热，体温波动于 38 ～ 40 ℃，无皮疹，不伴畏寒与抽搐，10 天前出现双肩、双膝、双肘及双髋关节游走性疼痛，伴关节局部皮肤温度升高及活动障碍，无明显肿胀。偶诉胸闷，活动后明显，伴双下肢水肿，病程中无面部红斑、光过敏、脱发，无反复口腔溃疡，无进行性面色苍白，无腹痛、呕吐、血便、肉眼血尿，无肌痛、肌无力等，尿色、尿量均正常。既往体健，无类似病史。家族史：患儿的奶奶和妈妈患风湿病。

查体：体温 38 ℃，脉搏 115 次 / 分，呼吸 30 次 / 分，血压 110/70 mmHg。神清，精神可，对答切题。全身无皮疹及皮下包块，眼睑无浮肿，颈静脉显露，结膜无充血，口唇无皲裂，无杨梅舌、双侧扁桃体 Ⅱ 度肿大，无分泌物。心音低钝，节律整齐，心尖部可闻及 2/6 级收缩期吹风样杂音。肝右肋下 2 cm，质软，边清，表面无结节，无触痛，双下肢轻度浮肿。病理征阴性，脑膜刺激征阴性。

辅助检查：该患儿的血常规、血沉和 ASO 检测结果见广西医科大学第二附属医院报告单（表 12-5 至表 12-7）。

表 12-5　广西医科大学第二附属医院报告单

医嘱名称：血常规	仪器：	病案号：	流水号：	检验编码：
姓名：××	性别：女	年龄：10 岁	科别：儿科	床号：

初步诊断：关节痛查因

项目名称	结果	单位	参考范围
［WBC］白细胞计数	13.3	10^9/L	5.00 ～ 12.00
［RBC］红细胞计数	4.0	10^{12}/L	4.00 ～ 5.50
［HGB］血红蛋白	115.00	g/L	120.00 ～ 160.00
［PLT］血小板计数	550.00	10^9/L	125.00 ～ 350.00
［NEU%］中性粒细胞百分比	0.521		0.400 ～ 0.750
［LYM%］淋巴细胞百分比	0.359		0.200 ～ 0.500
［MONO%］单核细胞百分比	0.035		0.030 ～ 0.100
［EO%］嗜酸性粒细胞百分比	0.020		0.004 ～ 0.080
［BISO%］嗜碱性粒细胞百分比	0.006		0.000 ～ 0.010
［NEU］中性粒细胞绝对值	6.9	10^9/L	1.80 ～ 6.30
［LY］淋巴细胞绝对值	4.8	10^9/L	1.10 ～ 3.20

续表

［MONO］单核细胞绝对值	0.49	10^9/L	0.10～0.60
［EOS］嗜酸性粒细胞绝对值	0.24	10^9/L	0.02～0.52
［BISO］嗜碱性粒细胞绝对值	0.05	10^9/L	0.00～0.06
［HCT］红细胞比容	0.40		0.350～0.450
［MC］平均红细胞体积	76.10	fl	82.00～100.00
［MCH］平均RBC血红蛋白含量	26.00	pg	27.00～34.00
［MCHC］平均RBC血红蛋白浓度	340.00	g/L	316.00～354.00
［PDW］血小板体积分布宽度	0.16	PDW	0.15～0.18
［RDWCV］RBC体积分布宽度CV	0.23	RDWCV	0.11～0.14
［MPV］平均血小板体积	8.5	MPV	9.00～12.00
［PCT］血小板比容	0.23	PCT	0.110～0.280
［hsCRP］超敏C反应蛋白	18.0	mg/L	0～1

表12-6　广西医科大学第二附属医院报告单

医嘱名称：血沉　　仪器：　　病案号：　　流水号：　　检验编号：

姓名：××　　性别：女　　年龄：10岁　　科别：　　床号：

初步诊断：关节痛查因

项目名称	结果	单位	参考范围
［ESR］血沉	58	mm/h	0～15

表12-7　广西医科大学第二附属医院报告单

医嘱名称：ASO　　仪器：　　病案号：　　流水号：　　检验编号：

姓名：××　　性别：女　　年龄：10岁　　科别：　　床号：

初步诊断：关节痛查因

项目名称	结果	单位	参考范围
［ASO］抗链球菌溶血素O	1870	IU/mL	＜250 IU/mL

心电图检查：窦性心动过速，Ⅱ度房室传导阻滞，P-R间期延长。心脏彩超：左心增大，二尖瓣、三尖瓣中度返流，轻度心包积液，射血分数58%。左右冠状动脉内径未见扩张。

讨论：

（1）该患儿的诊断及诊断依据是什么？

（2）应注意与哪些疾病相鉴别，鉴别的要点有哪些？

（3）应如何治疗？

（二）病例二

患儿，男，6岁，因"双下肢皮疹5天，双踝关节肿痛2天"入院。患儿5天前在无明显诱因的情况下出现双下肢皮疹，呈对称性分布，紫红色斑丘疹，不伴痒感，2天前出现双踝关节肿痛，伴跛行，病程中无发热、咳嗽、无呕吐、腹痛，无牙龈出血、鼻出血、血便、肉眼血尿，无浮肿、尿少，否认外伤史。

查体：体温36.5 ℃，脉搏105次/分，呼吸25次/分，血压115/70 mmHg。神清，发育正常，营养中等。双眼睑无浮肿。双下肢可见对称性分布暗紫色皮疹，高出皮面，压之不褪色，部分融合，无皮肤坏死。心、肺、腹查体未见异常。双踝关节肿痛，伴活动受限。神经系统检查未见异常。

辅助检查：该患儿的血常规和尿常规检测结果见广西医科大学第二附属医院的报告单（表12-8、表12-9）。

表 12-8 广西医科大学第二附属医院报告单

医嘱名称：血常规	仪器：	病案号：	流水号：	检验编码：
姓名：××	性别：男	年龄：6岁	科别：儿科	床号：
初步诊断：				

项目名称	结果	单位	参考范围
［WBC］白细胞计数	9.5	10^9/L	5.00～12.00
［RBC］红细胞计数	4.0	10^{12}/L	4.00～5.50
［HGB］血红蛋白	115.00	g/L	120.00～160.00
［PLT］血小板计数	550.00	10^9/L	125.00～350.00
［NEU%］中性粒细胞百分比	0.741		0.400～0.750
［LYM%］淋巴细胞百分比	0.259		0.200～0.500
［MONO%］单核细胞百分比	0.035		0.030～0.100

续表

［EO%］嗜酸性粒细胞百分比	0.020		0.004～0.080
［BISO%］嗜碱性粒细胞百分比	0.006		0.000～0.010
［NEU］中性粒细胞绝对值	9.2	$10^9/L$	1.80～6.30
［LY］淋巴细胞绝对值	2.0	$10^9/L$	1.10～3.20
［MONO］单核细胞绝对值	0.49	$10^9/L$	0.10～0.60
［EOS］嗜酸性粒细胞绝对值	0.24	$10^9/L$	0.02～0.52
［BISO］嗜碱性粒细胞绝对值	0.05	$10^9/L$	0.00～0.06
［HCT］红细胞比容	0.40		0.350～0.450
［MC］平均红细胞体积	83.10	fl	82.00～100.00
［MCH］平均 RBC 血红蛋白含量	32.00	pg	27.00～34.00
［MCHC］平均 RBC 血红蛋白浓度	340.00	g/L	316.00～354.00
［PDW］血小板体积分布宽度	0.16	PDW	0.15～0.18
［RDWCV］RBC 体积分布宽度 CV	0.23	RDWCV	0.11～0.14
［MPV］平均血小板体积	8.5	MPV	9.00～12.00
［PCT］血小板比容	0.23	PCT	0.110～0.280
［hsCRP］超敏 C 反应蛋白	50.0	mg/L	0～1

表 12-9　广西医科大学第二附属医院报告单

医嘱名称：尿常规　　仪器：　　病案号：　　流水号：　　检验编码：

姓名：××　　性别：男　　年龄：6 岁　　科别：儿科　　床号：

初步诊断：

项目名称	结果	单位	参考范围
［BLD］潜血	－	Cell/uL	阴性（－）
［LEU］白细胞	－	Cell/uL	阴性（－）
［PRO］尿蛋白	－	g/L	阴性（－）
［NIT］亚硝酸盐	－		阴性（－）

续表

［pH］酸碱度	7.50	pH	4.60 ～ 8.00
［SG］比重	1.020		1.010 ～ 1.030
［BIL］胆红素	－	μmol/L	阴性（－）
［UBG］尿胆原	Nra	UBG	阴性（－）
［GLU］葡萄糖	－	μmol/L	阴性（－）
［KET］酮体	－	μmol/L	阴性（－）
［VC］维生素 C	+1		阴性（－）
［BBC］镜下红细胞	未见		未见
［WBC］镜下白细胞	未见		未见
镜下脓球	未见		未见
尿鳞状上皮细胞（镜检）	未见	/HP	未见
尿小圆上皮细胞（镜检）	未见	/HP	未见
颗粒管型（镜检）	未见	/LP	未见
透明管型（镜检）	未见	/LP	未见
蜡样管型（镜检）	未见	/LP	未见
细胞管型（镜检）	未见	/LP	未见
草酸钙结晶（镜检）	未见	/LP	未见
尿酸结晶（镜检）	未见	/LP	未见
真菌（镜检）	未见	/HP	未见
细菌（镜检）	未见	/HP	未见

讨论:

(1) 该患儿的初步诊断及诊断依据是什么?

(2) 应注意与哪些疾病相鉴别? 鉴别的要点有哪些?

(3) 应如何治疗?

第四节　见习考核

患儿,男,1岁,因"发热8天,颈部包块5天,皮疹3天"入院。入院前8天在无明显诱因的情况下出现发热,体温峰值达40℃,多数波动在38.5～39.0℃,口服布洛芬可缓慢下降至正常,但易反复。5天前出现右侧颈部包块,3天前出现躯干红色皮疹,入院前半天出现眼红、唇红及指(趾)端肿胀,无咳嗽、气促,无呕吐、惊厥,无腹胀、腹泻等。

查体:体温39.2℃,神清,精神一般,卡疤无发红,躯干可见散在红色斑丘疹,压之可褪色。右侧颈部可触及约3.5 cm×2.0 cm大小的淋巴结,质中,边清,表面不红,有触痛。双眼球结膜充血,无脓性分泌物。口唇皲裂、红,双侧扁桃体Ⅱ度肿大,表面未见脓性分泌物,可见杨梅舌。两肺呼吸音粗,未闻及啰音,心音有力,未闻及杂音。腹部、神经系统未见异常。指(趾)端硬性肿胀。肛周无潮红、脱皮。

辅助检查:该患儿的血沉和血常规检测结果见广西医科大学第二附属医院的报告单(表12-10、表12-11)。

表12-10　广西医科大学第二附属医院报告单

医嘱名称: 血沉	仪器:	病案号:	流水号:	检验编码:
姓名: ××	性别: 男	年龄: 1岁	科别:	床号:
初步诊断:				

项目名称	结果	单位	参考范围
[ESR] 血沉	80	mm/h	0～15

表 12-11　广西医科大学第二附属医院报告单

医嘱名称：血常规　　　仪器：　　　病案号：　　　流水号：　　　检验编码：

姓名：××　　　　　性别：男　　　年龄：1 岁　　　科别：儿科　　　床号：

初步诊断：

项目名称	结果	单位	参考范围
［WBC］白细胞计数	19.5	10^9/L	5.00 ～ 12.00
［RBC］红细胞计数	4.41	10^{12}/L	4.00 ～ 5.50
［HGB］血红蛋白	110.00	g/L	120.00 ～ 160.00
［PLT］血小板计数	650.00	10^9/L	125.00 ～ 350.00
［NEU%］中性粒细胞百分比	0.751		0.400 ～ 0.750
［LYM%］淋巴细胞百分比	0.2549		0.200 ～ 0.500
［MONO%］单核细胞百分比	0.055		0.030 ～ 0.100
［EO%］嗜酸性粒细胞百分比	0.027		0.004 ～ 0.080
［BISO%］嗜碱性粒细胞百分比	0.006		0.000 ～ 0.010
［NEU］中性粒细胞绝对值	14.8	10^9/L	1.80 ～ 6.30
［LY］淋巴细胞绝对值	5.2	10^9/L	1.10 ～ 3.20
［MONO］单核细胞绝对值	0.49	10^9/L	0.10 ～ 0.60
［EOS］嗜酸性粒细胞绝对值	0.24	10^9/L	0.02 ～ 0.52
［BISO］嗜碱性粒细胞绝对值	0.05	10^9/L	0.00 ～ 0.06
［HCT］红细胞比容	0.350		0.350 ～ 0.450
［MC］平均红细胞体积	80.10	fl	82.00 ～ 100.00
［MCH］平均 RBC 血红蛋白含量	27.30	pg	27.00 ～ 34.00
［MCHC］平均 RBC 血红蛋白浓度	340.00	g/L	316.00 ～ 354.00
［PDW］血小板体积分布宽度	0.15		0.15 ～ 0.18
［RDWCV］RBC 体积分布宽度 CV	0.23		0.11 ～ 0.14
［MPV］平均血小板体积	7.4		9.00 ～ 12.00
［PCT］血小板比容	0.217		0.110 ～ 0.280
［hsCRP］超敏 C 反应蛋白	155.0	mg/L	0 ～ 1

心电图检查：窦性心动过速。胸片检查：胸部平扫未见异常。心脏彩超检查：心脏形态及大小未见异常，左右冠状动脉内径未见扩张。左心室收缩功能测定在正常范围。

1. 分组讨论

（1）该患儿可能的诊断和诊断依据是什么？

（2）该患儿需要完善哪些检查，才能进行鉴别诊断？

（3）治疗原则是什么？

2. 主题讨论

（1）急性期如何使用阿司匹林？有哪些注意事项？

（2）若给予该患儿阿司匹林及足量的 IVIG 治疗 36 小时后，体温仍大于 38 ℃，应考虑什么诊断？此时应如何调整治疗方案？

第十三章 传染性疾病

【目的与要求】

（1）掌握手足口病、麻疹、水痘的早期诊断要点及典型的临床表现。

（2）熟悉手足口病、麻疹、水痘的病因。

（3）掌握常用的隔离技术、手卫生流程。

（4）了解疫苗接种及宣传教育。

【地点】儿科教室、儿科病房和见习教室。

【学时】4学时。

【课前准备】复习手足口病、麻疹、水痘的相关理论知识。

【教具】见习指导手册、隔离衣、口罩、帽子、压舌板、棉签、手电筒等。

【见习安排】

（1）回顾手足口病、麻疹及水痘等相关知识。

（2）病史采集及体格检查。

（3）填报《传染病报告卡》及穿脱隔离衣。

（4）病例讨论。

（5）见习考核。

第一节 手足口病、麻疹及水痘

一、手足口病

（一）定义

手足口病是由肠道病毒感染引起的一种儿童常见的传染病，5岁以下儿童多发。

（二）病原学

手足口病主要的致病血清型包括柯萨奇病（Coxsackievirus，CV）A组4～7型、9型、10型、16型和B组1～3型、5型，埃可病毒（Echovirus）

的部分血清型和肠道病毒 71 型（Enterovirus A71，EV-A71）等，其中以 CV-A16 和 EV-A71 最常见，重症及死亡病例多由 EV-A71 所致。

（三）流行病学

密切接触是手足口病重要的传播方式。通过接触被病毒污染的手、毛巾、手绢、牙杯、玩具、食具、奶具及床上用品、内衣等引起感染，还可通过呼吸道飞沫传播，饮用或食入被病毒污染的水和食物亦可感染。

（四）临床表现

（1）潜伏期。多为 2～10 天，平均 3～5 天。

（2）临床症状和体征。根据疾病的发生和发展过程，将手足口病分期、分型如下：

①第 1 期（出疹期）：主要表现为发热，手、足、口、臀等部位出疹，可伴有咳嗽、流涕、食欲不振等症状。典型皮疹表现为斑丘疹、丘疹、疱疹。皮疹周围有炎性红晕，疱疹内液体较少，不疼不痒，皮疹恢复时不结痂、不留疤。非典型皮疹通常小、厚、硬、少，有时可见瘀点、瘀斑。某些类型的肠道病毒所致皮损严重，如 CV-A6 和 CV-A10，皮疹可表现为大疱样改变，伴疼痛及痒感，且不限于手、足、口部位。此分期属于手足口病的普通型，绝大多数在此分期痊愈。

②第 2 期（神经系统受累期）：少数病例可出现中枢神经系统损害，多发生在病程 1～5 天内，表现为精神差、嗜睡、吸吮无力、易惊、头痛、呕吐、烦躁、肢体抖动、肌无力、颈项强直等。此分期属于手足口病重症病例的重型，大多数可痊愈。

③第 3 期（心肺功能衰竭前期）：多发生在病程 5 天内，表现为心率和呼吸增快、出冷汗、四肢末梢发凉、皮肤发花、血压升高。此分期属于手足口病重症病例的危重型。及时识别并正确治疗是降低病死率的关键。

④第 4 期（心肺功能衰竭期）：可在第 3 期的基础上迅速进入该分期。临床表现为心动过速（个别患儿心动过缓）、呼吸急促、口唇紫绀、咳粉红色泡沫痰或血性液体、血压降低或休克。亦有病例以严重脑功能衰竭为主要表现，临床可见抽搐、严重意识障碍等。此分期属于手足口病重症病例的危重型，病死率较高。

⑤第 5 期（恢复期）：体温逐渐恢复正常，对血管活性药物的依赖逐渐减少，神经系统受累症状和心肺功能逐渐恢复，少数可遗留神经系统后遗症。部分手足口病例（多见于 CV-A6、CV-A10 感染者）在病后 2～4 周有脱甲的症状，新甲于 1～2 个月内长出。

（五）辅助检查

1. 实验室检查

（1）血常规及 CRP 检查。多数病例白细胞计数正常，部分病例白细胞计数、中性粒细胞比例及 CRP 升高。

（2）血生化检查。部分病例的丙氨酸转氨酶（ALT）、天冬氨酸转氨酶（AST）、肌酸激酶同工酶（CK-MB）轻度升高，病情危重者的肌钙蛋白、血糖、乳酸升高。

（3）脑脊液检查。神经系统受累时，脑脊液符合病毒性脑膜炎和（或）脑炎改变，表现为外观清亮，压力增高，白细胞计数增多，以单核细胞为主（早期以多核细胞升高为主），蛋白正常或轻度增多，糖和氯化物正常。

（4）血气分析检查。呼吸系统受累时或重症病例可有动脉血氧分压降低，血氧饱和度下降，二氧化碳分压升高，酸中毒等。

（5）病原学及血清学检查。临床样本（咽拭子、粪便或肛拭子、血液等标本）肠道病毒特异性核酸检测阳性或分离到肠道病毒。急性期血清相关病毒 IgM 抗体阳性。恢复期血清相关肠道病毒中和抗体比急性期有 4 倍及以上的升高。

2. 器械检查

（1）影像学检查。轻症患儿的肺部无明显异常。重症及危重症患儿并发神经源性肺水肿时，两肺野透亮度减低，磨玻璃样改变，局限或广泛分布的斑片状、大片状阴影进展迅速。

（2）颅脑 CT 和（或）MRI 检查。颅脑 CT 检查可用于鉴别颅内出血、脑疝、颅内占位等病变。神经系统受累者 MRI 检查可出现异常改变，合并脑干脑炎者可表现为脑桥、延髓及中脑的斑点状或斑片状长 T1、长 T2 信号。并发急性弛缓性麻痹者可显示受累节段脊髓前角区的斑点状对称或不对称的长 T1、长 T2 信号。

（3）心电图检查。可见窦性心动过速或过缓，Q-T 间期延长，ST-T 改变。

（4）脑电图检查。神经系统受累者可表现为弥漫性慢波，少数可出现棘（尖）慢波。

（5）超声心动图检查。重症患儿可出现心肌收缩和（或）舒张功能减低，节段性室壁运动异常，射血分数降低等。

（六）诊断及鉴别诊断

1. 临床诊断病例

（1）流行病学史。常见于学龄前儿童。在流行季节，当地托幼机构及周围人群有手足口病流行，发病前与手足口病患儿有直接或间接接触史。

（2）临床表现。符合该病手、足、口部典型疱疹的临床表现。极少数病例皮疹不典型，部分病例仅表现为脑炎或脑膜炎等，需结合病原学或血清学检查结果诊断。

2. 确诊病例

在临床诊断病例的基础上，具有下列情形之一者即可确诊为手足口病：①肠道病毒（CV-A16、EV-A71 等）特异性核酸检测呈阳性；②分离出肠道病毒，并鉴定为 CV-A16、EV-A71 或其他可引起手足口病的肠道病毒；③急性期血清相关病毒 IgM 抗体阳性；④恢复期血清相关肠道病毒的中和抗体比急性期有 4 倍及以上的升高。

3. 鉴别诊断

其他儿童出疹性疾病，其他病毒所致脑炎或脑膜炎、脊髓灰质炎、肺炎。

（七）治疗

1. 普通病例

目前，手足口病尚无特效抗病毒药物和特异性治疗手段。普通病例主要采用对症治疗。注意隔离，避免交叉感染。适当休息，清淡饮食，做好口腔和皮肤护理。

2. 重症病例

（1）神经系统受累的治疗。①控制颅内高压。积极给予甘露醇降颅压，同时限制用量，每次 0.5 ～ 1.0 g/kg，每 4 ～ 8 小时 1 次，20 ～ 30 分钟快速静脉注射。根据病情调整给药间隔的时间及剂量，必要时加用呋塞米。②酌情应用糖皮质激素治疗。参考剂量：甲泼尼龙 1 ～ 2 mg/（kg·d）；氢化可的松 3 ～ 5 mg/（kg·d）；地塞米松 0.2 ～ 0.5 mg/（kg·d），病情稳定后，尽早减量或停用。③酌情应用静脉注射免疫球蛋白，总量为 2 g/kg，分 2 ～ 5 天注射。④对症治疗。采用降温、镇静、止惊治疗，严密观察患儿的病情变化。

（2）呼吸、循环衰竭的治疗。①保持呼吸道通畅，并吸氧。②监测呼吸、心率、血压和血氧饱和度。③行呼吸功能障碍的治疗。④保护重要脏器功能，维持室内环境的稳定。

（3）恢复期的治疗。①促进各脏器功能的恢复。②功能康复治疗。③中西医结合治疗。

（八）预防

我国研发的 EV71 手足口病灭活疫苗于 2016 年批准上市，目前尚缺乏有效的免疫持久性研究数据，尚未纳入我国儿童免疫规划。患儿须进行隔离治疗。手足口病流行期间不宜到人群聚集的公共场所。同时，注意保持环境卫生，勤洗手，居室应经常通风，勤晒衣被。

二、麻疹

（一）病原学

麻疹病毒属副黏液病毒科，为单股负链 RNA 病毒。此病毒抵抗力不强，对干燥、日光、高温均敏感，紫外线、过氧乙酸、甲醛、乳酸和乙醚等对麻疹病毒均有杀灭作用，但此病毒在低温中能长期存活。

（二）临床表现

1. 典型麻疹

（1）潜伏期（一般 6 ～ 18 天，平均 10 天）。曾经接触麻疹患儿或在潜伏期接受被动免疫者，可延至 3 ～ 4 周。潜伏期内可有轻度体温上升。

（2）前驱期（一般为 3 ～ 4 天）。临床表现类似上呼吸道感染症状：①多为中度及以上发热。②眼鼻卡他症状，如流涕、流泪、结膜充血、眼睑水肿、眼泪增多、畏光、下眼睑边缘有一条明显充血的横线（Stimson 线），这对诊断麻疹有较大帮助。③麻疹黏膜斑,表现为直径约 1 mm 的灰白色小点,外有红色晕圈,在发疹前 24 ～ 48 小时出现,开始仅见于上下磨牙相对的颊黏膜上,但在一天内很快增多,可累及整个颊黏膜并蔓延至唇部黏膜,在皮疹出现后逐渐消失,可留有暗红色小点。④偶见皮肤荨麻疹。⑤非特异症状,如全身不适、食欲减退、精神不振等。婴儿可有消化系统症状,如呕吐、腹泻等。

（3）出疹期（多在发热后 3 ～ 4 天）。患儿出现皮疹,体温可突然升高至 40.0 ～ 40.5 ℃。皮疹为稀疏不规则的红色斑丘疹,疹间皮肤正常,出疹顺序开始见于耳后、颈部、发际边缘,24 小时内向下发展,遍及面部、躯干及上肢,第三天皮疹累及下肢和足部。病情严重者常有谵妄、嗜睡、抽搐等症状。此分期肺部有湿性啰音,X 线检查可见肺纹理增多。

（4）恢复期（出疹 3 ～ 4 天后）。皮疹开始消退,消退顺序与出疹顺序相同。在无合并症发生的情况下,食欲、精神等其他症状随之好转,体温下降,皮肤颜色发暗。疹退后,皮肤留有糠麸状脱屑及棕色色素沉着,7 ～ 10 天后痊愈。

2. 非典型麻疹

（1）轻型麻疹。可由毒力减低型麻疹病毒感染导致,多见于潜伏期内接受过丙种球蛋白注射者,或小于 8 个月的体内尚有母亲抗体的婴儿。患儿常为低热,上呼吸道症状较轻。麻疹黏膜斑不明显,皮疹稀疏。病程约 7 天,无并发症。

（2）重型麻疹。发热高达 40 ℃以上,中毒症状重,伴惊厥、昏迷。皮疹融合呈紫蓝色者,常有黏膜出血,如鼻出血、呕血、咯血、血尿、血小板减少等,称为黑麻疹。皮疹少,颜色暗淡,常为循环不良的表现。患此类型麻疹的患儿死亡率较高。

（3）异型麻疹。主要见于接种灭活疫苗后再次感染麻疹野病毒株者,表现为高热、头痛、肌痛,无口腔黏膜斑。出疹顺序不规则,皮疹从四肢远端开始延及躯干、面部,呈多形性;常伴水肿及肺炎。该类型少见。

（三）并发症

麻疹的并发症包括喉炎、气管炎、支气管炎、肺炎、心肌炎、神经系统并发症（麻疹脑炎、亚急性硬化性全脑炎）、结核病、营养不良与维生素 A 缺乏症。

（四）实验室检查

（1）血常规检查。外周血白细胞总数和中性粒细胞减少，淋巴细胞相对增多。

（2）多核巨细胞检查。在出疹前 2 天至出疹后 1 天，取患儿鼻、咽分泌物或尿沉渣涂片，经瑞氏染色后直接镜检，可见多核巨细胞或包涵体细胞，阳性率较高。

（3）血清学检查。采用酶联免疫吸附试验（ELISA 法）进行麻疹病毒特异性 IgM 抗体检测，敏感性和特异性均好，出疹早期即可发现阳性。

（4）病毒抗原检测。用免疫荧光法检测患儿鼻、咽分泌物或尿沉渣脱落细胞中的麻疹病毒抗原，可在早期快速诊断；也可采用 PCR 法检测麻疹病毒 RNA。

（5）病毒分离。在前驱期或出疹初期，取患儿血、尿或鼻、咽分泌物接种人胚肾细胞或羊膜细胞进行麻疹病毒分离。出疹晚期则较难分离到病毒。

（五）治疗和预防

1. 治疗

麻疹没有特异性治疗方法，主要采取一般治疗、对症治疗和预防并发症。

（1）一般治疗。患儿应卧床休息。

（2）对症治疗。高热时可酌情使用退热剂，但应避免急骤退热，特别在出疹期。烦躁时可适当给予镇静剂。频繁剧咳时可用镇咳剂或雾化吸入。世界卫生组织推荐给予麻疹患儿补充大剂量维生素 A（20 万～ 40 万 IU），每天 1 次，口服，连服 2 剂可减少并发症的发生，有利于机体的恢复。

（3）预防并发症。对有并发症的患儿给予相应治疗。没有并发症的患儿大多在发病后 2 ～ 3 周内可康复。继发细菌感染可给予抗生素治疗。

2. 预防

提高人群免疫力，减少麻疹易感人群是消除麻疹的关键。

（1）主动免疫。采用麻疹减毒活疫苗预防接种。我国儿童免疫规划程序规定，出生后 8 个月为麻疹疫苗的初种年龄，18～24 月龄儿童应完成第二剂次接种。此外，根据麻疹流行病学情况，在一定范围和短时间内对高发人群开展强化免疫接种。

（2）被动免疫。接触麻疹后 5 天内立即给予免疫血清球蛋白 0.25 mL/kg，可预防发病或减轻症状。被动免疫只能维持 3～8 周，以后应采取主动免疫。

（3）控制传染源。麻疹患儿应做到早发现、早报告、早隔离、早治疗。一般隔离至出疹后 5 天，合并肺炎者可延长至出疹后 10 天。接触麻疹的易感儿童应隔离检疫 3 周，并给予被动免疫。

（4）切断传播途径。流行期间易感儿童应避免到人群密集的场所。患儿停留过的房间应用紫外线照射消毒，并保持室内通风。患儿的衣物应在阳光下暴晒。无并发症的轻症患儿可在家中隔离，以减少传播和继发医院感染。

（5）加强麻疹的监测和管理。麻疹监测的目的是了解麻疹的流行病学特征、评价免疫等预防控制措施的效果，为制定有效的麻疹控制策略提供依据。对麻疹疑似病例应进行流行病学调查和必要的实验室检查，及时报告疫情，并采取针对性措施进行隔离观察，预防和控制疫情的发生和蔓延。

三、水痘

（一）病因

水痘是由感染水痘-带状疱疹病毒（VZV）所致，为双链 DNA 病毒。

（二）临床表现

（1）典型水痘。出疹前可出现前驱症状，如发热、不适和厌食等。24～48 小时出现皮疹。皮疹具有以下特点：①首先发现于头部、面部和躯干，继而扩展到四肢，末端稀少，呈向心性分布；②皮疹最初为红色斑疹和丘疹，继而转变为透明、饱满的水疱，24 小时后水疱混浊并中央凹陷，水疱易破溃，破溃后 2～3 天迅速结痂；③皮疹陆续分批出现，伴明显痒感，在疾病高峰期可见斑疹、丘疹、疱疹和结痂同时存在；④黏膜皮疹还可出现在口腔、眼结膜、生殖器等部位，易破溃，形成浅溃疡。水痘为自限性疾病，全身症状和皮疹较轻，10 天左右可痊愈。皮疹结痂后一般不留瘢痕。

（2）重症水痘。多发生于恶性疾病或免疫功能低下的患儿。持续高热和全身中毒症状明显，皮疹多且易融合成大疱型或呈出血性，可继发感染或伴血小板减少而发生暴发性紫癜。

（3）先天性水痘。母亲在妊娠早期感染水痘可导致胎儿多发性畸形。若母亲发生水痘数天后分娩，可导致新生儿水痘，病死率为25%～30%。

（三）实验室检查

（1）血常规检查。白细胞总数正常或稍低。

（2）疱疹刮片检查。刮取新鲜疱疹基底组织和疱疹液涂片，瑞氏染色见多核巨细胞；苏木素-伊红染色可见细胞核内包涵体。亦可取疱疹液直接进行荧光抗体染色，检查病毒抗原。

（3）病毒分离。取水痘疱疹液、咽部分泌物或血液进行病毒培养分离。

（4）血清学检查。血清水痘病毒特异性IgM抗体检测，可帮助早期诊断；双份血清特异性IgG抗体滴度有4倍以上增高也有助于诊断。

（四）治疗和预防

1. 治疗

水痘是自限性疾病，无合并症时以一般治疗和对症治疗为主。水痘患儿应进行隔离，加强护理。皮肤瘙痒时可局部使用炉甘石洗剂，必要时可给予少量镇静剂。抗病毒药物首选阿昔洛韦，一般在皮疹出现的48小时内开始使用，口服，每次20 mg/ kg（＜800 mg），每天4次；重症患儿需静脉给药，每次10～20 mg/ kg，每8小时1次。此外，早期使用α-干扰素能较快抑制皮疹发展，可加速病情恢复。继发细菌感染时应给予抗生素治疗。皮质激素对水痘病程有不利影响，可导致病毒播散，不宜使用。

2. 预防

水痘可通过免疫接种来预防。水痘减毒活疫苗既可用作单一抗原，也可与麻疹、腮腺炎和风疹疫苗结合使用。水痘患儿应进行隔离，直至皮疹全部结痂为止。与水痘患者有过接触史的易感儿童应检疫3周。对于正在使用大剂量激素、免疫功能受损、恶性病、接触过水痘患者的孕妇，以及母亲患水痘的新生儿，在接触水痘72小时内肌内注射水痘-带状疱疹免疫球蛋白125～625 IU，可起到被动免疫作用。儿童患水痘，预后一般良好，但T细胞免疫功能缺陷患儿（如淋巴细胞性恶性患儿）接受皮质类固醇治疗或化疗，预后严重，甚至致命。

第二节　病史采集及体格检查

一、病史采集

（一）看诊的注意事项

（1）手足口病属于传染性疾病，看诊时须做好个人防护。

（2）注意避免交叉感染，看诊后应用流动水洗手。

（3）复习7步洗手法，请几位学生示范洗手流程，其余学生进行点评。

（二）病史采集

传染性疾病的病史采集见表13-1。

表 13-1　传染性疾病的病史采集

采集要点	采集内容
一般项目	姓名、性别、年龄（出生年、月）、出生地
主诉	主要症状及症状持续的时间
现病史	病情缓急情况及患病的时间
	病因与诱因，如有无群集发生情况，或有无流行病史
	主要症状，如皮疹的分布情况，皮疹有无逐渐增多，是否伴瘙痒、疼痛、渗出等
	伴随症状，如有无发热、抽搐、精神差、呕吐、腹泻、咳嗽、鼻塞等
	病情的发展与演变，如病情加重或缓解及其因素
	诊疗经过，如是否就诊，何时何地就诊，接受的检查及结果、诊断，使用的药物、剂量、途径、疗程、疗效等
	一般情况，如精神、体力活动、睡眠、体重、食欲和大小便
过去史	有无药物、食物过敏史
个人史	有无预防接种史
家族史	有无遗传代谢病及家族史

二、体格检查

传染性疾病的体格检查见表 13-2。

表 13-2　传染性疾病的体格检查

检查要点	检查内容
生命体征	体温、脉搏、呼吸、血压
一般情况	精神萎靡或嗜睡
皮肤黏膜	皮肤有无苍白、花斑纹、黄疸、出血点、瘀斑、破损
	手掌、肛周、足底有无疱疹
	皮肤是否弹性差或弹性降低
	四肢是否冰凉或温暖
淋巴结	各组浅表淋巴结有无肿大，淋巴结的数目、大小、性质，有无压痛，淋巴结与周围组织关系，局部皮肤红肿等情况
头颅、五官	外观有无畸形、头围情况
	前囟、眼眶情况，有无凹陷或明显凹陷
	是否眼泪少，或无眼泪
	口唇有无干燥、出血口腔有无疱疹
呼吸	有无呼吸频率增快或深快，有无吸凹征
心脏	有无心率增快或心音低钝、心脏扩大的体征
腹部	有无肝脾肿大、腹胀、肠鸣音减弱、肾区叩痛
肢端、循环灌注	触摸脉搏，观察肤色，感知皮肤温度，测量 CRT，观察甲床颜色
神经系统	有无肌张力低下，有无腱反射减弱或消失

第三节　填报《传染病报告卡》及穿脱隔离衣

一、填报《传染病报告卡》

经医疗卫生机构的临床医生或检验医生诊断为传染病后，须按照要求使用钢笔或圆珠笔填写《传染病报告卡》。《传染病报告卡》的填写具有及时性、完整性和准确性。填报人填写《传染病报告卡》后应签名。

1. 及时性

《传染病报告卡》的录入和网络上报有时限要求，甲类传染病上报时限在两小时之内，乙类和丙类传染病上报时限在 24 小时之内。传染病的诊断必须注明具体时间。

2. 完整性

《传染病报告卡》中患者的姓名、性别、年龄、所在单位、现住址、职业、发病日期、诊断日期、填卡日期、疾病名称等为必填项目。现住址是指患者发病时并在诊断传染病的潜伏期内的居住地，不是户籍所在地址。现住址的填写须详细到乡镇村组（街道门牌号）。患者若为学生，所在单位必须填写患者就读的学校或托幼机构名称。符合以上填写要求，则为完整填写《传染病报告卡》，其中一条未符合要求即为不完整的《传染病报告卡》。肝炎、细菌性痢疾、梅毒、淋病必须填写实验室诊断依据。对于传染病死亡病例，在填写《传染病报告卡》时，应填写死亡日期。

3. 准确性

填写《传染病报告卡》时须字迹清楚，无逻辑性错误，提供的基本情况须准确；录入计算机的信息应与《传染病报告卡》的信息相吻合。

二、穿脱隔离衣

（一）适应证

（1）接触感染性疾病患者，如传染病患者、多重耐药菌感染患者。

（2）在进行诊疗、护理操作时，可能受患者的血液、体液、分泌物、排泄物等污染。

（3）对患者实行保护性隔离，如大面积烧伤患者、骨髓移植患者。

（二）操作前的准备

（1）了解患者的疾病，以及隔离的种类、措施等。

（2）操作前应准备 1 件隔离衣。隔离衣的规格应合适，无破洞、潮湿，挂放应得当。进行手部消毒。

（3）医生应衣帽整洁，修剪指甲，取下首饰，卷袖过肘，洗手并戴口罩。

（三）操作方法

1. 穿隔离衣

（1）取隔离衣。右手持衣领，取下隔离衣，将清洁面朝自己，衣领两端向外对折，对齐肩缝，并露出袖子内口。

（2）穿衣袖。右手持衣领，左手伸入袖内，右手将衣领向上拉，使左手露出来。左手持衣领，右手伸入袖内，举手并抖动手臂将衣袖穿好。

（3）系衣领。双手由衣领中央顺着边缘向后将领带系好。

（4）系袖口。扣好袖口。

（5）系腰带。将隔离衣的一侧（约在腰部以下 5 cm 处）逐渐向前拉，看到衣边后捏住边缘，再用同样的方法捏另一侧的边缘。双手在背后将两侧边缘对齐，在身后向一侧折叠，一手按住折叠处，另一手解开腰带并将腰带移至背后，双手交替进行，将腰带在背后交叉后，再拉回到前面系一个活结。

（6）戴手套。按照戴无菌手套的要求戴手套。

2. 脱隔离衣

（1）脱手套。按照脱手套的要求脱手套。

（2）解腰带。解开腰带，在腰部前面系一个活结。

（3）解袖口。松开袖口，在肘部上拉衣袖，并将部分衣袖塞入衣袖内，露出前臂及双手。

（4）消毒双手。按外科手消毒法消毒前臂与双手。

（5）解衣领。解开衣领，注意保持衣领清洁。

（6）脱衣袖。右手伸入左侧衣袖内拉下衣袖过左手（用清洁手拉衣袖内的清洁面），再用遮盖衣袖的左手握住右手隔离衣袖的外边，将衣袖拉过手。双手交替握住袖子，逐渐从袖口退出，清洁面朝外，对齐肩缝，衣边对齐折好。

（7）挂隔离衣。双手持衣领，将隔离衣挂在衣架上。

3. 操作后的处理

如脱下的隔离衣不再使用，应将隔离衣的清洁面朝外，整理好后再投入污衣袋内。按六步洗手法洗手。

（四）注意事项

（1）在穿脱隔离衣的过程中，应保持衣领清洁，系、解衣领时污染的袖口不可触及衣领、面部和帽子。

（2）如果脱下的隔离衣挂在半污染区或衣橱内，应将清洁面朝外；如果脱下的隔离衣挂在污染区，应将污染面朝外。

（3）穿隔离衣进入污染区后，不得再进入清洁区。

（4）隔离衣必须每天更换，如有破损、潮湿或污染，应立即更换。

（5）特殊感染时应穿一次性隔离衣，防止二次污染。

第四节　病例讨论

一、手足口病诊室见习

学生分成小组，相互询问病史，补充问诊要点。

二、病例讨论

（一）病例一

患儿，男，1岁8个月，因"发热1天，皮疹半天"就诊，1天前在无明显诱因情况下出现发热，最高体温39.2 ℃，不规则热型，无咳嗽、流涕，伴纳差。家中哥哥有类似皮疹。

查体：体温38 ℃，脉搏102次/分，呼吸38次/分，血压88/56 mmHg。咽部红，咽峡可见较多疱疹，部分已破溃，手掌、足底、膝部、臀部可见散在皮疹（图13-1、图13-2），周围红晕明显，心、肺、腹未见异常。

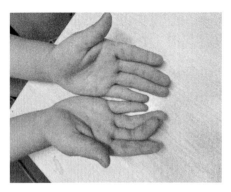

图 13-1　手足口病手掌皮疹

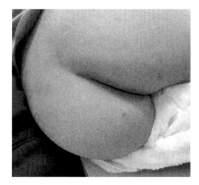

图 13-2　手足口病臀部皮疹

辅助检查：该患儿的血常规检测结果见广西医科大学第二附属医院报告单（表 13-3）。

表 13-3　广西医科大学第二附属医院报告单

医嘱名称：血常规　　仪器：　　病案号：　　　流水号：　　检验编码：

姓名：××　　　性别：男　年龄：1 岁 8 个月　科别：儿科　　床号：

初步诊断：

项目名称	结果	单位	参考范围
［WBC］白细胞计数	15.0	10^9/L	5.00～12.00
［RBC］红细胞计数	4.50	10^{12}/L	4.00～5.50
［HGB］血红蛋白	120.0	g/L	120.00～160.00
［PLT］血小板计数	256.0	10^9/L	125.00～350.00
［NEU%］中性粒细胞百分比	0.30		0.400～0.750
［LYM%］淋巴细胞百分比	0.70		0.200～0.500
［MONO%］单核细胞百分比	0.064		0.030～0.100
［EO%］嗜酸性粒细胞百分比	0.36		0.004～0.080
［BISO%］嗜碱性粒细胞百分比	0.006		0.000～0.010
［NEU］中性粒细胞绝对值	5.5	10^9/L	1.80～6.30
［LY］淋巴细胞绝对值	6.5	10^9/L	1.10～3.20
［MONO］单核细胞绝对值	0.69	10^9/L	0.10～0.60
［EOS］嗜酸性粒细胞绝对值	0.36	10^9/L	0.02～0.52

续表

［BISO］嗜碱性粒细胞绝对值	0.006	10^9/L	0.00～0.06
［HCT］红细胞比容	0.383		0.350～0.450
［MC］平均红细胞体积	83.8	fl	82.00～100.00
［MCH］平均 RBC 血红蛋白含量	27.6	pg	27.00～34.00
［MCHC］平均 RBC 血红蛋白浓度	330.0	g/L	316.00～354.00
［PDW］血小板体积分布宽度	0.16		0.15～0.18
［RDWCV］RBC 体积分布宽度 CV	0.13		0.11～0.14
［MPV］平均血小板体积	9.1		9.00～12.00
［PCT］血小板比容	0.283		0.110～0.280
［hsCRP］超敏 C 反应蛋白	20	mg/L	0～1

1. 分组讨论

（1）该患儿可能的诊断和诊断依据是什么？

（2）该患儿需要完善哪些检查才能进行鉴别诊断？

（3）治疗原则是什么？

2. 主题讨论

（1）如何预防手足口病的发生？

（2）简述手足口病疫苗接种的相关知识。

（二）病例二

患儿，女，5 岁 2 个月，因"发热 3 天，发现皮疹 2 小时"入院。患儿 3 天前出现发热，体温波动在 37.8～39.4 ℃，自行口服布洛芬可以退热，但数小时后体温再次升高，一天升高 3～5 次。2 小时前家长发现患儿颜面部出现皮疹，于急诊就诊。既往史：疫苗接种病史不详。

查体：体温 38.9 ℃，神清，精神差，双上睑略肿，面部可见散在皮疹，耳后、颈部及胸部可见皮疹，米粒样并突出皮肤，腹部及四肢未见。咽红，扁桃体 I 度肿大，双肺呼吸音粗，无啰音。心脏、神经系统无异常。

辅助检查：尿常规、大便常规正常。该患儿的血常规检测结果见广西医科大学第二附属医院报告单（表 13-4）。

表13-4 广西医科大学第二附属医院报告单

医嘱名称：血常规　　仪器：　　病案号：　　　　流水号：　　　检验编码：

姓名：××　　　　性别：女　　年龄：5岁2个月　　科别：儿科　　床号：

初步诊断：

项目名称	结果	单位	参考范围
［WBC］白细胞计数	11.4	10⁹/L	5.00～12.00
［RBC］红细胞计数	4.80	10¹²/L	4.00～5.50
［HGB］血红蛋白	124.0	g/L	120.00～160.00
［PLT］血小板计数	226.0	10⁹/L	125.00～350.00
［NEU%］中性粒细胞百分比	0.451		0.400～0.750
［LYM%］淋巴细胞百分比	0.549		0.200～0.500
［MONO%］单核细胞百分比	0.068		0.030～0.100
［EO%］嗜酸性粒细胞百分比	0.39		0.004～0.080
［BISO%］嗜碱性粒细胞百分比	0.006		0.000～0.010
［NEU］中性粒细胞绝对值	6.5	10⁹/L	1.80～6.30
［LY］淋巴细胞绝对值	6.8	10⁹/L	1.10～3.20
［MONO］单核细胞绝对值	0.69	10⁹/L	0.10～0.60
［EOS］嗜酸性粒细胞绝对值	0.36	10⁹/L	0.02～0.52
［BISO］嗜碱性粒细胞绝对值	0.006	10⁹/L	0.00～0.06
［HCT］红细胞比容	0.353		0.350～0.450
［MC］平均红细胞体积	83.8	fl	82.00～100.00
［MCH］平均RBC血红蛋白含量	28.0	pg	27.00～34.00
［MCHC］平均RBC血红蛋白浓度	332.0	g/L	316.00～354.00
［PDW］血小板体积分布宽度	0.16		0.15～0.18
［RDWCV］RBC体积分布宽度CV	0.13		0.11～0.14
［MPV］平均血小板体积	9.1		9.00～12.00
［PCT］血小板比容	0.283		0.110～0.280
［hsCRP］超敏C反应蛋白	3	mg/L	0～1

1.分组讨论

（1）该患儿可能的诊断和诊断依据是什么？

（2）该患儿需要完善哪些检查才能进行鉴别诊断？

（3）治疗原则是什么？

2. 主题讨论

（1）如何预防麻疹的发生？

（2）简述麻疹疫苗接种的相关知识。

第五节　见习考核

教师提供一份现有的病历（重症手足口病）资料，学生分组讨论诊断、诊断依据、鉴别诊断，并结合疾病及患儿病史，提出 3 个主题进行讨论，建议提供开放性的问题。

第十四章　遗传代谢内分泌疾病

【目的与要求】

（1）掌握 21- 三体综合征、先天性甲状腺功能减退症的临床表现、病史采集及辅助检查。

（2）掌握 21- 三体综合征、先天性甲状腺功能减退症的诊断及鉴别诊断。

（3）熟悉 21- 三体综合征的染色体畸变的类型。

【地点】 儿科病房、见习教室。

【学时】 4 学时。

【课前准备】 复习 21- 三体综合征、先天性甲状腺功能减退症的相关内容。

【教具准备】 见习指导手册、儿童生长曲线图谱、G-P 骨龄图谱、体重计、身高 / 坐高尺或测量床、直尺、软尺、血压计、听诊器、叩诊锤、压舌板、睾丸模具等。

【见习安排】

（1）回顾 21- 三体综合征、先天性甲状腺功能减退症等相关知识。

（2）病例讨论。

（3）见习考核。

第一节　21- 三体综合征、先天性甲状腺功能减退症

一、病史采集

（一）疑诊 21- 三体综合征的病史采集

1. 父母是否属于生育染色体异常子代高发人群

（1）了解父母染色体变异携带或发生配子染色体变异的可能性。夫妻有无一方或双方高龄；夫妻有无一方染色体变异；父母既往生育情况，如有无受孕困难，有无习惯性流产史、早产或死胎；既往有无生育染色体异常或

智力落后、躯体畸形的孩子。

（2）排查围生期影响胎儿染色体畸变的因素。母亲是否存在自身免疫性疾病；妊娠前后，孕妇有无病毒感染史，如流感、麻疹、风疹、水痘、流行性腮腺炎等；妊娠前后，孕妇是否服用致畸药物，如四环素等；是否在停止服用避孕药3个月以内受孕；夫妻一方有无长期在放射性荧幕下或污染环境下工作。

2. 围生期、新生儿期情况

（1）排查影响智力发育的遗传性疾病。胎儿B超诊断：有无宫内发育迟缓、先天结构异常、羊水异常等。产前筛查：唐氏筛查、无创胎儿游离DNA检测。产期诊断：产前筛查异常者需进行羊水、脐血染色体核型或基因拷贝数变异检测来完成产前诊断。新生儿筛查：有无促甲状腺素（TSH）、血氨基酸/酰基肉碱谱、听力筛查异常。

（2）排查围生期缺氧窒息脑损伤。产检胎心变异监测有无提示胎儿宫内窘迫；分娩方式，如是否为剖宫产及剖宫产的原因，有无窒息抢救，有无缺血缺氧性脑病。

3. 智力发育

（1）反应是否迟钝。

（2）能否正常沟通交流，理解能力、执行指令能力如何。

（3）是否掌握简单的生活技能及手工劳动。

（4）是否会数数、写字、画画、阅读等。

（5）学龄期上学情况，如未上学、上普通学校或特殊学校。

4. 行为

性情是否温和，有无易激惹、任性、多动，有无攻击行为，有无畏缩、紧张姿势，有无傻笑，是否喜欢模仿和重复简单的动作。

5. 运动发育、语言发育、听力发育等相关情况

（1）运动发育。新生儿期有无肌张力低下；是否符合正常运动发育规律，有无运动发育停滞、倒退；是否可进行简单的运动，如穿衣、吃饭等；是否可以做简单的劳动；有无懒动、喜卧、运动少，有无动作笨拙、不协调、步态不稳。

（2）语言发育。是否符合正常语言发育规律；有无语言发育停滞、倒退；有无发音缺陷、口齿含糊不清、口吃、声音低哑、语音节律不正常、爆发音。

（3）听力发育。是否符合正常听力发育的规律。

（4）其他。前囟闭合、出牙、换牙的时间。

6. 生长轨迹

（1）记录历年身高、体重的数据。

（2）评估不同年龄阶段的年生长速率。

（3）绘制生长轨迹图，评估有无生长偏离正常轨迹的阶段。

（二）疑诊先天性甲状腺功能减退症的病史采集

1. 围生期情况

（1）排查母源因素所致甲状腺发育不良。母亲孕期有无碘摄入、吸收不足（包括居住地区、饮食含碘情况、有无长期食用无碘盐）；母亲孕期有无甲状腺功能异常、自身免疫性疾病，有无使用抗甲状腺药物，甲状腺功能减退症替代治疗是否充足，甲状腺功能水平监测情况。

（2）排查其他影响智力发育的先天遗传性疾病。胎儿 B 超诊断：宫内发育迟缓、先天结构异常、羊水异常等。产前筛查：唐氏筛查、无创胎儿游离 DNA 检测。产期诊断：羊水或脐血染色体核型或基因拷贝数变异检测。

（3）排查有无围生期缺氧窒息脑损伤。产检胎心变异监测有无提示胎儿宫内窘迫；分娩方式，如是否为剖宫产及剖宫产的原因、有无窒息抢救，有无严重缺血缺氧性脑病。

2. 新生儿期情况

（1）有无早期甲状腺功能不足的表现。如有无嗜睡、反应低下、少动，有无肌张力低下、吮奶差、纳奶少、喂养困难，少哭、哭声沙哑无力，是否四肢凉、末梢循环差，皮肤是否出现斑纹或有硬肿的现象。

（2）有无新生儿期严重脑损害。如窒息、严重颅内出血等。

（3）新生儿疾病筛查有无异常。如足跟血滤纸片筛查 TSH、双耳听力筛查等。

3. 智力发育

（1）有无智力发育落后、智力倒退。

（2）智力发育迟滞出现的时间、程度、具体表现。是否反应迟钝；能否正常沟通交流；理解能力、执行指令能力如何；是否掌握简单的生活技能及手工劳动；是否会数数、写字、画画、阅读；学龄期上学情况，如未上学、上普通学校或特殊学校。

（3）有无智测评估。

4. 行为

（1）甲状腺功能减退症的行为表现。如懒言、少动、易疲劳、畏寒。

（2）其他智力落后疾病的行为鉴别。如性情内向、温和；易激惹、任性、多动，有攻击行为；有畏缩、紧张姿势；傻笑，乐于交际；喜欢模仿和重复简单动作，刻板行为。

5. 运动发育、语言发育、听力发育等相关情况

（1）运动发育。是否符合正常运动发育规律，记录能抬头、翻身、独坐、独站、行走、跑跳等时间节点，有无动作笨拙、不协调、步态不稳，有无运动发育倒退。

（2）语言发育。是否符合正常的语言发育规律，记录能发出单音节、叠词（如喊"爸爸、妈妈"），说少量单词，指认主要家庭成员，说出简单的人名、物名和图片及叙述简单的故事等时间节点；有无发音缺陷、口齿含糊不清、口吃、声音低哑、语音节律不正常、爆发音；有无语言发育倒退。

（3）听力发育。是否符合正常的听力发育规律，记录能辨别声源、听懂自己名字、听觉发育完善等时间节点；有无自觉听力异常，对话及音视频播放的音量是否很大；新生儿听力初筛是否通过，未通过者有无复查，有无进一步听力确诊试验；合并听力障碍者出现听力障碍的时间、检测结果、干预治疗。

（4）其他。囟门大小及闭合时间，出牙、换牙的时间。

6. 生长轨迹

记录历年身高、体重的数据，评估不同年龄阶段的年生长速率，绘制生长轨迹图，评估有无生长偏离正常轨迹的阶段。

7. 青春发育情况

（1）询问有无第二性征发育及各性征发育的时间节点。

（2）询问青春期女性月经周期及经量。

8. 饮食、睡眠、排便情况

有无嗜睡、睡眠中呼吸暂停，有无食欲不佳或食欲亢进，有无长期腹胀、便秘。

9. 合并症、鉴别诊断排查

（1）有无皮肤、毛发改变，是否少汗，有无体味异常。

（2）有无反复感染、免疫力低下的表现。

（3）有无食欲亢进、肌肉疼痛。

（4）对于已知TSH、游离甲状腺素（FT4）、四碘甲状腺原氨酸（TT4）均下降者，应排查以下方面：①有无低血糖、多饮多尿、生殖器发育不良；②有无头晕、头痛、恶心、呕吐、视力下降、视野缺损、抽搐。

10. 既往病史

有无先天性心脏缺陷、疝气、隐睾及其他畸形病史和相关手术史。

11. 家族史

（1）有无智力落后家族史，有无甲状腺疾病、自身免疫性疾病、多内分泌腺体病家族史。

（2）父母的身高、遗传靶身高（MPH）均值。

$$MPH（cm）均值 = \frac{父亲的身高（cm）+ 母亲的身高（cm）}{2} \pm 6.5$$

注：上式中女童为 -6.5 cm，男童为 +6.5 cm

（3）家族其他成员是否存在矮身材的现象。成年矮身材：男性身高 < 160 cm，女性身高 < 150 cm。

（4）父母、同胞青春期发育的情况。如母亲、姐姐月经初潮，生长加速年龄及BMI情况；父亲、哥哥初次遗精，生长加速年龄及BMI情况。

二、体格检查

（一）21- 三体综合征的体格检查

除按常规对各系统进行全面体格检查外，还须重点关注以下方面：

1. 体格发育

（1）体格数据测量，如身高／身长、体重、头围、坐高／顶臀长、腰围、臀围、血压、心率。

（2）获取身高、体重标准差值或百分比数值（参考儿童生长曲线图评估）。

（3）评估身材匀称度及营养发育情况（参考儿童生长曲线图评估）。

①身材匀称度包括匀称性、非匀称性。坐高与身高的比值参考见表 14-1。

表 14-1　坐高与身高的比值参考

年龄	坐高与身高的比值（反映下肢的生长情况）
出生时	0.67
2 岁	0.59
14 岁	0.53

②营养状况评估，如 BMI 或身高的体重（W/L）。身高的体重参考见表 14-2。

$$BMI（kg/m^2）=\frac{体重（kg）}{身高（m）^2}$$

表 14-2　身高的体重参考

	BMI	身高的体重
消瘦	< P10th	—
超重	≥ P85th	—
肥胖	≥ P95th	> 2SD 或 > P98th

注：

（1）P10th 为第 10 百分位线，P85th 为第 85 百分位线，P95th 为第 95 百分位线，P98th 为第 98 百分位线。

（2）SD 为标准差。

（4）生殖器评估。生殖器异常，如小阴茎、隐睾。

①小阴茎。小阴茎的长径小于同年龄 –2.5SD，出生时小于 2.0 cm。中国正常男孩阴茎测量参考见表 14-3。

表 14-3　中国正常男孩阴茎测量参考

年龄	例数	长 /cm	长 −2.5SD/cm	周径 /cm
＜ 1 岁	30	3.72±0.56	2.32	4.12±0.52
1 ～ 2 岁	41	3.75±0.52	2.45	4.13±0.43
2 ～ 3 岁	42	3.67±0.45	2.55	4.23±0.38
3 ～ 4 岁	39	4.02±0.58	2.57	4.52±0.47
4 ～ 5 岁	45	4.08±0.58	2.63	4.62±0.52
5 ～ 6 岁	43	4.05±0.53	2.73	4.63±0.47
6 ～ 7 岁	31	4.13±0.51	2.86	4.75±0.47
7 ～ 8 岁	25	4.20±0.47	3.03	4.83±0.41
8 ～ 10 岁	25	4.24±0.43	3.17	4.88±0.51
10 ～ 12 岁	42	4.57±0.48	3.37	5.28±0.57

注：摘自《小儿内分泌学》（第 2 版）。

②隐睾。阴囊空虚，未触及睾丸样组织。注意腹股沟是否可触及包块。

2. 特殊外貌

（1）颅骨及颅面形状。

①第三囟。由于前囟闭合晚，后囟上方的矢状缝增宽，形成第三囟。

②平头畸形、短头畸形。头部的前后尺寸（长度）相比，宽度缩短，枕骨扁平。

③平脸。面部额骨、鼻骨、颌骨发育不良。

（2）眼部异常。

①眼距增宽。瞳孔间距大于"平均值 + 两个标准差"。

②内眦距过宽。内眦赘皮指始于上眼睑中部之上，向下弯并覆盖至内眼角前面和侧面的皮肤褶皱。内眦距过宽指内眦距离大于"平均值 + 两个标准差"。

③外睑裂上斜。睑裂向上倾斜的角度大于同龄人平均值加两倍标准差。

（3）耳部异常。

①小耳。耳中位纵向长度小于"平均值 + 两个标准差"。

②耳位低。耳郭与头皮连接上缘低于眼内眦向后与耳连接的假想水平

线。

③折耳轮。耳轮边缘过度卷曲，游离边缘平行于耳的平面。

（4）鼻部异常。

①低鼻梁。鼻根位于整个面部轮廓较后侧的位置。

②短鼻。从鼻根至鼻尖的距离缩短。

③鼻孔上翘。观察者与被观察者的视线平行，观察者看到被观察者的鼻孔朝前，呈朝天鼻。

（5）口舌异常。

①口小唇厚，硬腭短。

②口常半张或舌伸出口外。

③舌宽厚，齿痕舌。

④舌面沟裂深而多。

3. 皮肤纹理

（1）通贯手/猿掌。远端和近端掌横纹融合成一条掌横纹折痕。

（2）atd 轴三角增大。atd 轴三角指三叉点 a、d 与轴三叉连接，形成开口朝向远端的角度。21- 三体综合征患者的 atd 轴三角增大，t 点掌心移动形成 t′ 或 t″（远位轴三射）。t 正常约 45°（中国人群），t′ 为 46° ～ 63°，t″ ≥ 63°。

（3）反箕纹增多。反箕纹指开口朝向拇指的箕形纹。21- 三体综合征患者的反箕纹增多。

（4）小指单条褶纹。正常人除拇指外，其余四指均有两条褶纹，但 21- 三体综合征患者的小指只有一条褶纹。

（5）出现拇趾球部胫侧弓状纹。拇趾球部弓状纹的弓凹向拇趾侧，即胫侧。正常人出现拇趾球部胫侧弓状纹的概率较低，一般小于 0.5%，而 21- 三体综合征患者出现拇趾球部胫侧弓状纹的概率约为 7%。

4. 四肢关节异常

（1）手掌厚，手指短粗。

（2）第五指短且内弯。由于小指第二指节的指骨发育不良，因此小指短且内弯。

（3）"草鞋脚"。拇趾与第二趾间距大，类似穿草鞋时两趾间距拉开。

（4）关节韧带松弛。

5. 其他系统异常排查

（1）皮肤黏膜、毛发。有无皮肤粗糙、黏液性水肿，有无毛发干燥。

（2）心脏。心界、心音有无异常。

（3）血液系统。皮肤黏膜有无出血点，浅表淋巴结有无肿大，有无骨痛。

（4）消化道。有无腹直肌裂、脐疝，有无胃肠、腹部压痛，有无肛门、直肠脱垂。

（二）先天性甲状腺功能减退症的体格检查

除按常规对各系统进行全面体格检查外，还须重点关注以下方面：

1. 一般情况评估

一般情况评估包括神情、反应、体温、呼吸、心率、脉搏。

2. 体格发育

（1）体格数据测量。测量身高／身长、体重、头围、坐高／顶臀长，肥胖者还应测量腰围、臀围、血压。

（2）获取头围、身高、体重标准差或百分比数值。

（3）评估身材匀称度及营养发育情况。

（4）青春发育与生殖器评估。评估 Tanner 分期（反映发育成熟度）、外生殖器有无发育不良。

3. 毛发、皮肤

（1）毛发。毛发有无稀疏，眉毛外侧有无稀疏、脱离，毛发的颜色、光泽及脱发情况。

（2）皮肤。面色有无苍白、苍黄，有无手脚凉，有无皮肤干燥、粗糙脱屑，手掌有无姜黄。

4. 水肿

面部、手掌有无水肿，性质为凹陷性或非凹陷性。

5. 头、面、颈部

（1）检查头颅的大小、形态，有无颈短，五官有无特殊。

（2）甲状腺有无肿大、分度、结节、疼痛、血管杂音。

6. 心脏查体

心界有无改变，心率有无异常，有无心音低钝、心脏杂音。

7. 腹部查体

有无脐部膨出、肠鸣音减弱。

8. 其他查体异常或畸形

有无皮肤黏液性水肿、脐疝。

三、辅助检查

（一）21- 三体综合征的辅助检查

（1）血常规、外周血幼稚细胞检查，排查血液系统肿瘤。

（2）肝功能、肾功能、电解质、血脂、血糖检查。

（3）甲状腺功能检查，排查合并甲状腺功能减退症。

（4）免疫球蛋白检查，排查合并免疫缺陷。

（5）通过智力测试，了解智力落后的程度，评估和指导生后干预、教育接受程度。

（6）心脏超声检查，了解有无合并先天性心脏缺陷。

（7）染色体核型分析。染色体核型分析是将待测细胞的染色体依照该生物固有的染色体形态结构特征，按照国际规定，人为地对其配对、编号和分组，并进行形态分析，最后按照国际命名法 ISCN 写出核型分析结果。人类的 23 对染色体，根据其非显带染色体特征，可以分为以下 7 组。

A 组（1～3 号）染色体：最大的具中间着丝粒染色体。这组染色体非常容易区分。1 号和 2 号染色体大小相似，但 2 号染色体为近中部着丝粒染色体。3 号染色体比 1 号、2 号染色体小，为中部着丝粒染色体。

B 组（4～5 号）染色体：大的具中间着丝粒染色体。两对染色体之间在形态和长度上较难区别。

C 组（6～12 号和 X）染色体：中等大小的具中间或近中着丝粒染色体。这组染色体较难区分，其中 6 号、7 号、11 号和 X 染色体为中间着丝粒染色体，8 号、9 号、10 号和 12 号染色体为近中着丝粒染色体。女性有 2 个 X 染色体，男性只有 1 个 X 染色体。

D 组（13～15 号）染色体：中等大小的具近端着丝粒染色体，在其短臂上有随体，与其他组染色体有明显区别，但 3 对染色体之间较难区别。

E 组（16～18 号）染色体：小的具中间或近中着丝粒染色体。16 号染色体为中间着丝粒染色体，17 号、18 号染色体为近中着丝粒染色体。18 号着丝粒的位置比 17 号染色体更近端部。

F 组（19～20 号）染色体：更小的中间着丝粒染色体。两对染色体之间形态上很难区分。

G 组（21～22 号和 Y）染色体：最小的近端着丝粒染色体。21 号、22 号染色体的大小相似，且短臂上常连有随体。Y 染色体常比 21 号和 22 号染色体大，染色深，且无随体。Y 染色体长臂的两个染色单体比较靠拢，长臂末端较模糊。

染色体形态分组见表 14-4。

表 14-4　染色体形态分组

项目	形态分组			
	中间着丝粒	近中着丝粒	近端着丝粒	端着丝粒
染色体形态	着丝粒	染色单体　短臂　长臂	随体	
染色体分组	A 组、B 组、C 组、E 组、F 组	A 组、C 组、E 组	D 组、G 组	人类无真正意义的端着丝粒染色体

21-三体综合征核型分为经典型、嵌合型和易位型。经典型为 47，XX（XY），+21。嵌合型由两种或两种以上具有不同核型的细胞系组成。易位型最常见为 DG、GG 易位。

（8）荧光原位杂交（FISH）是通过荧光染料标记与目标检测 DNA 同源的 DNA 序列作为探针，与待检测染色体进行分子杂交，可了解目标检测

DNA 序列在待检测染色。

（二）先天性甲状腺功能减退症的辅助检查

（1）血常规检查。可有 Hb 下降，正细胞正色素性。甲状腺素不足，可导致促红素（EPO）分泌抑制，影响骨髓红细胞生成。

（2）血脂检查。总胆固醇上升，甘油三酯下降，低密度脂蛋白胆固醇上升。由于甲状腺素不足或甲状腺激素作用缺陷，脂肪组织对儿茶酚胺、胰高糖素的敏感性下降，脂肪酶活化受到影响，脂肪水解减少，胆固醇氧化降解减少，因此可有混合型高脂血症。

（3）甲状腺功能五项检查。不同甲状腺功能的状态评估见表 14-5。

表 14-5　不同甲状腺功能的状态评估

状态	TSH	T4	T3	FT4	FT3
原发性甲状腺功能减退症	上升	下降	下降	下降	下降
中枢性甲状腺功能减退症	下降或正常	下降	下降	下降	下降
亚临床甲状腺功能减退症（高 TSH 血症）	上升	正常	正常	正常	正常
甲状腺功能抵抗	上升或正常	视甲状腺功能抵抗类型不同而异	—	—	—
甲状腺功能正常的病态综合征（低 T3 综合征）	正常	正常	下降	正常	正常
甲状腺功能正常的病态综合征（低 T3、T4 综合征）	正常	下降	下降	正常	正常

注：T3 为总三碘甲状腺原氨酸，FT3 为游离三碘甲状腺原氨酸。

（4）促甲状腺素释放激素（TRH）刺激试验。在 TSH 同时下降，考虑中枢性甲状腺功能减退症时，应鉴别垂体性、下丘脑性，目前已很少开展该试验。

（5）甲状腺自身抗体检测。桥本氏甲状腺炎，如 TPOAb 上升，TGAb

上升，TRAb正常。

（6）完善其他垂体激素功能评估。提示中枢性甲状腺功能减退症时，需要进一步完善其他垂体激素功能的评估。

（7）基因学检查。在有家族史或其他检查提示为某种缺陷的甲状腺功能减退症，或者合并多系统异常，不能排除综合征型甲状腺功能减退症时，可进行该检查。

（8）甲状腺超声检查。

①甲状腺超声检查可评估甲状腺发育情况，如甲状腺缺如、异位、发育不良、占位、肿大等。

②甲状腺超声检查对异位甲状腺判断不如放射性核素显像敏感。

③甲状腺肿大，常提示甲状腺激素合成障碍或缺碘。

（9）甲状腺放射性核素摄取和显像。

①甲状腺放射性核素成像可判断甲状腺的位置、大小、发育情况及摄取功能。

②甲状腺核素摄取缺乏结合B超可以明确甲状腺是否缺如，进一步结合血清甲状腺球蛋白、TRAb检测，可对先天性甲状腺功能减退症的病因进行分析和判断。

（10）X线检查。

①骨龄小于实际年龄，提示生长发育落后。

②新生儿膝关节正位片显示股骨远端骨化中心出现延迟，提示可能存在宫内甲状腺功能减退症。

③垂体MRI，考虑提示中枢性甲状腺功能减退症时，需评估垂体发育情况及有无垂体占位性病变。

④听力筛查、听性脑干电位测定异常，提示可疑合并听力障碍。

（三）先天性甲状腺功能减退症的鉴别诊断

先天性甲状腺功能减退症相关鉴别诊断见表14-6。

表 14-6 先天性甲状腺功能减退症相关鉴别诊断

疾病名称	与先天性甲状腺功能减退症相似点	鉴别要点		
		临床表现	体征	辅助检查
先天性巨结肠	顽固便秘、营养不良、发育迟缓	面容、精神反应及哭声正常	—	甲状腺功能五项正常，钡灌肠见典型痉挛肠段和扩张肠段
21-三体综合征	不同程度的智力、动作、语言发育落后	—	特殊面容，如外眼角上吊、眼距宽、舌外伸、皮肤细腻、毛发软、关节松弛、小指中节短、通贯掌，常合并先天性心脏缺陷	甲状腺功能五项正常，染色体核型异常
佝偻病	生长落后	智力、语言发育正常	佝偻病体征	甲状腺功能五项正常，血生化提示钙磷降低和碱性磷酸酶升高，骨骼X线片特征改变
软骨发育不全	生长落后	智力、运动、语言发育正常	头大、前额突出、指短（三叉戟状）、臀后翘	甲状腺功能五项正常，X线显示全部管状骨变短而粗，干骺端向两侧膨出，侧位可见椎弓根缩短
黏多糖病Ⅰ型	生长落后	—	面容粗糙、角膜白斑、肝脾大、骨关节畸形、心血管疾病	甲状腺功能五项正常，尿中黏多糖增多，X线骨骼特异改变，基因确诊

第二节　病例讨论

一、典型病例

（一）病例一

患儿，女，7 岁 10 个月，因"反复抽搐 14 天"步行入院。患儿 14 天前在无明显诱因的情况下出现抽搐，表现为呼之不应，两眼凝视，四肢强直，无流涎，无牙关紧闭，无面色苍白、紫绀，症状持续 1 ～ 2 分钟后可自行缓解，缓解后乏力、嗜睡，约 1 小时后神志转清，无头晕、头痛，无视物模糊，无畏寒、发热，无咳嗽、咳痰，无气促、口唇紫绀，无胸闷、胸痛，无呕吐，无腹泻、腹痛，无大小便失禁等。未予特殊处理，之后上述症状再发作 5 次，间隔时间逐渐缩短至每天 1 次，每次均为睡醒后 1 小时内发作，晨起较多见，期间未就诊。现为查明病因至我院就诊，门诊拟"抽搐病"收治入院。患儿自患病以来，精神、食欲、睡眠良好，大小便正常，体重无明显变化。

既往史：出生四肢松软无力，喂养困难，染色体核型提示 47，XX，+21。2019 年于我院诊断为寰枢椎脱位，予颈部牵引 1 周，复查颈椎 CT 好转后出院。有青霉素过敏史，否认热性惊厥史、哮喘发作史，否认肝炎、麻疹、结核或其他传染病史。个人史：平素健康状况良好，但语言、智力发育落后，现能说单句，对答不切题，能自己吃饭，不能系鞋带。家庭史：否认家族中有类似抽搐或染色体异常、发育迟滞疾病史。

查体：体温 36.5 ℃，脉搏 122 次 / 分，呼吸 20 次 / 分，血压 123/89 mmHg。神志清楚，面色红润，眼距宽，鼻梁稍低平，张口伸舌状。双手小指短小，双侧横掌纹。皮肤无出血点、瘀斑。全身淋巴结未扪及肿大，颈静脉无怒张。胸廓对称无畸形，无局部隆起或凹陷，胸壁无压痛，呼吸节律规整。双肺叩诊呈清音，双肺呼吸音清，未闻及干湿啰音及胸膜摩擦音。心界不大，心率 122 次 / 分，心律齐，各瓣膜区未闻及杂音。腹部外形正常，无压痛及反跳痛，未触及包块，肝脏肋下未触及，脾脏肋下未触及。神经系统未见异常。

辅助检查：

血气分析：pH 值 7.41，PCO_2 为 40.0 mmHg，PO_2 为 101.0 mmHg，AB 为 25.4 mmol/L，SB 为 25.3 mmol/L，BE 为 0.50 mmol/L，SaO_2 为 98.0%。

血常规：WBC 为 7.27×10^9/L，RBC 为 4.49×10^{12}/L，HGB 为 132 g/L，PLT 为 458×10^9/L，NEU% 为 0.703，LYM% 为 0.195，NEU 为 5.12×10^9/L，LYM 为 1.41×10^9/L，HCT 为 0.397。

超敏 C 反应蛋白 < 0.5 mg/L。

血乳酸为 1.56 mmol/L，血浆氨为 23.80 μg/dl。

自身抗体常用组合：抗核抗体（ANA）弱阳性（±），其余未见异常。

免疫球蛋白 3 项：IgG 为 18.70 g/L。

随机血葡萄糖为 8.97 mmol/L；入院监测餐前末梢血糖为 4.9 mmol/L，餐后 2 小时末梢血糖为 9.4 mmol/L。

尿常规、大便常规及潜血、电解质五项、肝功能十六项、肾功能六项、凝血四项、心肌酶全套未见异常。

分析讨论：

（1）该患儿的诊断是什么？

（2）该患儿还有哪些病史或查体需要补充？

（3）该患儿需要完善什么检查？

（二）病例二

患儿，女，9 岁 1 个月，因"发育落后 7 年余，发现生长迟缓 3 年余"入院。患儿半岁后发现运动发育迟缓，6 个月会翻身，8 个月会独坐，1 岁半会走路，2 岁半会说话，理解能力差，反应迟钝，能数 20 以内的数字，学习成绩差，不会简单算数，可以自己吃饭、洗澡，不会做简单的家务，如扫地等。3 年多前家属发现患儿身高明显落后于同龄儿，体重增加明显，增速不详，智力发育无明显进步，伴懒言、少语，不喜欢运动，怕冷。病初无发热、抽搐，无头晕、头痛，无咳嗽、咳痰、气促，无恶心、呕吐，无腹泻等。为进一步诊治来诊，门诊拟"全面发育落后查因"收治入院。患儿自患病以来，精神、食欲、睡眠一般，大便 10 余天解 1 次，小便正常，体重增长如上述，具体不详。

既往史：无特殊，否认热性惊厥史、哮喘发作史，否认颅脑外伤病史，否认肝炎、麻疹、结核或其他传染病史，否认药物过敏史，否认外伤史、手术史、输血史。

个人史：患儿系第二胎第二产，足月顺产，新法接生。出生时无青紫、窒息，哭声洪亮。新生儿期一般情况好。无黄疸、出血史。母孕期无特殊服药史，无放射线及农药接触史。生后母乳喂养，按时添加辅食，断奶后进食好，无偏食，无异食癖。生长发育史同前。按时进行预防接种。

查体：体温36.6℃，脉搏94次/分，呼吸19次/分，血压104/70 mmHg。身高104 cm，坐高61.9 cm，体重33 kg，头围51.50 cm。神志清楚，表情淡漠，体型虚胖，黏液性水肿面容，头发稀疏、偏黄，眉毛稀疏，皮肤粗糙、干燥、面色苍黄，眼睑水肿，眼距宽，鼻梁低平，球状鼻，鼻孔朝天，鼻翼厚，唇厚，舌大宽厚。颈粗短，颈静脉无怒张。甲状腺无肿大，未闻及血管杂音。双侧乳房未触及结节。双肺查体未见异常。心界不大，心率94次/分，心律齐，各瓣膜区未闻及杂音。腹部膨隆，腹软，无压痛及反跳痛，未触及异常包块，肝脏肋下未触及，脾脏肋下未触及。移动性浊音阴性。手足宽厚，指（趾）短。神经系统未见异常。

辅助检查：

血常规：WBC为5.77×10^9/L，RBC为3.08×10^{12}/L，HGB为98.40 g/L，PLT为276.90×10^9/L，NEU%为0.502，LYM%为0.382，NEU为2.90×10^9/L，LYM为2.20×10^9/L。

尿常规：尿潜血（±），尿蛋白（+）。

血脂四项：总胆固醇（T-CHO）为12.69 mmol/L，甘油三酯（TG）为3.84 mmol/L，高密度脂蛋白（HDL-C）为1.64 mmol/L，低密度脂蛋白（LDL-C）为9.67 mmol/L。

心肌酶六项：肌酸激酶（CK）为2612 U/L，CK-MB为38 U/L。

肝功能：AST为104 U/L，ALT为77 U/L。

甲状腺功能五项：TSH＞491.000 mIU/L，FT为32.89 pmol/L，FT4为0.00 pmol/L，T3为0.35 nmol/L，T4为0.27 nmol/L。

性激素六项：人促卵泡生成素为6.29 mIU/mL，人促黄体生成素为0.10 mIU/mL，泌乳素为51.59 ng/mL，雌二醇为42.66 pg/mL，孕酮为0.20 ng/mL，睾酮为0.03 ng/m。

促肾上腺皮质激素（8AM）为24.70 pg/mL。

皮质醇（8AM）为295.21 nmol/L。

血浆氨为 26.10 μg/dl，血乳酸为 1.58 mmol/L，胰岛素为 53.47 pmol/L。

大便常规、肾功能、空腹血葡萄糖、电解质未见明显异常。

智能测验报告：语言 IQ 为 43，操作 IQ 为 48，总 IQ < 40，SM 为 9（边缘），受试者反应一般，注意力一般，情绪好且合作。

心电图：窦性心律，心电轴右偏。

心脏彩超：少量心包积液，左室收缩功能测定在正常范围。

上腹部彩超：肝、胆、胰回声未见明显异常。

腰椎与股骨颈骨密度测定：在正常骨密度范围内。

影像学资料：该患儿的右手正侧位片如图 14-1 所示。

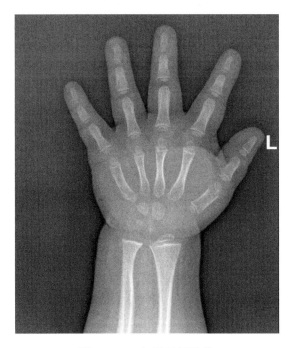

图 14-1　右手正侧位片

分析讨论：

（1）请根据现有数据对该患儿的生长发育情况进行评价。

（2）该患儿的诊断和诊断依据是什么？

（3）如果 TSH、FT4、TT4 均低，需要完善哪些检查？为什么？

二、主题讨论

（一）21- 三体综合征

（1）21- 三体综合征患者的长期随访应注意哪些事项？

（2）FISH 检测是否可以检测出所有类型的 21- 三体综合征？

（3）异位型 21- 三体综合征患者的父母计划再次生育，应完善什么检查？如何进行遗传咨询？

（二）先天性甲状腺功能减退症

（1）先天性甲状腺功能减退症包括原发性甲状腺功能减退症与中枢性甲状腺功能减退症。虽然这两种甲状腺功能减退症的治疗方法相同，但评估疗效的指标有区别。请问这两种甲状腺功能减退症各有什么特点？

（2）对于先天性甲状腺功能减退症予甲状腺素替代治疗前及治疗期间，有哪些注意事项？

第三节　见习考核

（1）学生对现有患者进行病史采集、查体，并书写病历。

（2）学生点评既往病历的书写，并补充说明。

（3）染色体核型结果分类及 FISH 检测结果判读见表 14-7。

表 14-7　染色体核型结果分类及 FISH 检测结果判读

考核题干	考核问题
核型图 1（课堂展示）	请判断核型是否有异常，如有异常，请判断核型异常的种类，属于经典型、异位型还是嵌合型
核型图 2（课堂展示）	
核型图 2（课堂展示）	
核型报告：45，XX，-14，-21，+t（14q，21q）	
核型报告：46，XX，-21，i21q	
核型报告：45，XX，-22，+21（21q，22q）	

续表

考核题干	考核问题
FISH 报告图 1（课堂提供）	诊断：
绿色：21 号染色体探针	请判断 FISH 报告图是否属于异常。如果有异常，请判断该病例核型是否为嵌合型
蓝色：14 号染色体探针	
红色：18 号染色体探针	
FISH 报告图 2（课堂提供）	
绿色：21 号染色体探针	
蓝色：14 号染色体探针	

（4）根据甲状腺功能五项、抗甲状腺抗体报告单的结果（课堂提供），初步评估甲状腺功能状态。

第十五章　儿科心肺复苏的临床技能

【目的与要求】

（1）学习新生儿复苏的临床技能，提高对新生儿窒息及早产儿的抢救成功率。

（2）学习婴儿、儿童心肺复苏术，识别婴儿、儿童早期心脏骤停。

【地点】临床技能中心。

【学时】4学时。

【课前准备】复习新生儿窒息、儿童心肺复苏等相关内容。

【教具】红外线辐射床、听诊器、胎粪吸引管、新生儿面罩呼吸囊、喉镜、气管导管、毛巾、儿童心肺复苏模型、复苏按压板及肾上腺素（1：10 000）药物。

【见习安排】

（1）学习新生儿复苏，婴儿、儿童心肺复苏的相关内容。

（2）练习操作。

（3）见习考核。

第一节　新生儿复苏和婴儿及儿童心肺复苏

一、新生儿复苏

（一）适应证

适用于所有新生儿，特别是窒息的新生儿和早产儿。

（二）禁忌证

无禁忌证。

（三）操作前的准备

1. 了解相关情况

了解患儿的胎龄、是否单胎或多胎，是否胎膜早破、母亲孕期合并症，并评估患儿发生窒息的危险性。

2. 环境准备

环境温暖，光线明亮，产房温度为 25～28 ℃（早产儿为 26～28 ℃）。

3. 物品准备

（1）保暖。预热远红外辐射抢救台和大毛巾。

（2）清理气道。需要准备的物品包括吸球、吸痰管和胎粪吸引管。

（3）评估。检查听诊器、脉搏氧饱和度检测仪，并确保这些器材处于完好备用状态。

（4）氧气装置。安装常压给氧装置、空氧混合器，调节氧流量至 10 L/min。

（5）通气。检查复苏球囊，选择大小适宜的面罩和气管插管、导管及喉镜。

（6）药物。配制肾上腺素（1∶10 000），分别抽吸在 5 mL、10 mL 的注射器中备用。将生理盐水分别抽吸在 10 mL、50 mL 的注射器中备用。

4. 操作者准备

两个人以上操作，操作者应洗手，戴口罩、帽子。

（四）操作步骤

（1）基本程序。先评估，然后决策，最后采取措施。评估主要基于心率、呼吸、血氧饱和度。

（2）快速评估。出生时需要询问以下 4 个问题：是否足月？羊水是否清？是否有呼吸或哭声？肌张力是否好？如果以上 4 项均符合要求，可以给予保温、擦干，必要时清理气道后进行常规护理。如果以上 4 项中有 1 项的回答是"否"，则应进入初步复苏。

（3）初步复苏。

①保暖。将新生儿放在辐射保暖台上，胎龄＜ 32 周的早产儿可将其头部以下躯体和四肢放在塑料薄膜，并置于辐射保暖台上，摆好体位后继续初步复苏的其他步骤。注意避免因高温而引发呼吸抑制。

②摆体位。双手轻托新生儿的双下颌，使其头部轻度仰伸位（鼻吸气位）。

③吸引。用吸球或吸引器清理分泌物，先清理口咽，然后清理鼻腔。如羊水中出现胎粪，应评估新生儿有无活力。新生儿有活力应具有以下 3 项特征：a.规则呼吸或哭声响亮；b.肌张力好；c.心率＞ 100 次 / 分。以上 3 项中有 1 项不符合则为无活力。如新生儿无活力，应立即进行气管插管，将胎粪吸引管直接连接至气管导管，然后吸引胎粪，必要时可重复插管再吸引。

（4）正压通气。建立充分的正压通气是新生儿复苏成功的关键。

①指征。呼吸暂停或喘息样呼吸，心率＜ 100 次 / 分。如果新生儿有呼吸且心率≥ 100 次 / 分，但是有呼吸困难或持续发绀，在常压给氧后新生儿血氧饱和度不能维持在目标值，可以尝试给予正压通气。

②气囊面罩正压通气。通气频率 40 ～ 60 次 / 分，通气压力需要 20 ～ 25 cmH$_2$O（1 cmH$_2$O=0.098 kPa）。

③评估通气的有效性。开始正压通气 5 次后，观察新生儿胸廓是否有起伏，评估通气是否有效，如无效，则需要矫正通气，有效正压通气 30 秒后评估心率。

④矫正通气的步骤（MRSOPA）。"M"即重新放置面罩。"R"即重新摆正体位。完成以上两步后观察新生儿胸廓有无起伏来评估通气是否有效，如仍无胸廓起伏，则继续矫正通气。"S"即吸引口鼻。"O"即打开口腔。继续正压通气，如仍无胸廓起伏，则继续矫正通气。"P"即适当增加压力。再次尝试正压通气，并观察胸廓有无起伏，如胸廓仍无起伏应考虑气管插管。"A"即气管插管或喉罩气道。

⑤有效正压通气 30 秒后评估。心率评估及应对措施见表 15-1。

表 15-1 心率评估及应对措施

评估	措施
心率 ≥ 100 次 / 分	有效自主呼吸，应停止正压通气和（或）改为常压吸氧；无有效自主呼吸，应逐渐减少正压通气的频率和压力
心率 60 ～ 99 次 / 分	再次评估通气的有效性，必要时进行气管插管
心率 < 60 次 / 分	再次评估通气，必要时可再次按矫正通气步骤进行通气；气管插管，增加氧浓度至 100%，开始胸外按压（首选）

（5）气管插管。

①指征。需要气管内吸引清除胎粪；气囊面罩正压通气无效或需要长时间正压通气；胸外按压；经气管注入药物；特殊复苏情况，如先天性膈疝或超低出生体重儿。

②气管导管型号和插入深度的选择。气管导管型号和插入深度因新生儿体重大小而有差异，详见表 15-2。

表 15-2 不同体重气管插管型号和插入深度的选择

新生儿体重 /g	导管内径 /mm	上唇至管端的距离 /cm
≤ 1 000	2.5	6 ～ 7
1 000 ～ 2 000	3	7 ～ 8
2 000 ～ 3 000	3.5	8 ～ 9
> 3 000	4	9 ～ 10

（6）胸外按压。

①指征。充分正压通气 30 秒后心率 < 60 次 / 分，在正压通气时需进行胸外按压。

②方法。按压新生儿两个乳头连线中点的下方，即胸骨体下 1/3 处。按压深度约为前后胸直径的 1/3，产生可触及脉搏的效果。按压和放松的比例为按压时间稍短于放松时间，放松时拇指或其余手指不应离开胸壁。可采用拇指法按压，即双手拇指端按压胸骨，双手环抱胸廓支撑背部。按压与通气比为 3∶1，即 90 次 / 分按压和 30 次 / 分呼吸，达到每分钟约 120 个动作。

每个动作约 0.5 秒，2 秒内完成 3 次胸外按压和 1 次正压通气。调节氧浓度至 100％。

（7）药物。

①肾上腺素。a. 指征。经 60 秒的正压通气和胸外按压后，心率持续＜60次 / 分。b. 剂量。1：10 000 肾上腺素，首选静脉给药，0.1 ～ 0.3 mL/kg，气管内给药 0.5 ～ 1.0 mL/kg，必要时每 3 ～ 5 分钟重复 1 次。c. 途径。首选脐静脉或骨髓腔给药，如正在建立静脉通路，可以先在气管内给药。

②扩容。a. 指征。出现急性失血病史、低血容量表现，或者濒死儿复苏时，可给予扩容。b. 液体。采用等渗晶体溶液，推荐使用生理盐水。大量失血时，则需要输入与患儿同型血或 O 型红细胞悬液（交叉配血实验结果为阴性）。c. 方法。首次剂量为 10 mL/kg，经外周静脉或脐静脉缓慢推入（推注时间应在 10 分钟以上），可重复注入 1 次。

（8）复苏后监护。应摆正新生儿体位，注意保暖；监护生命体征；监测血糖、血气及血电解质等，及时对脑、心、肺、肾和胃肠等器官的功能进行监测。

新生儿复苏流程如图 15-1 所示。

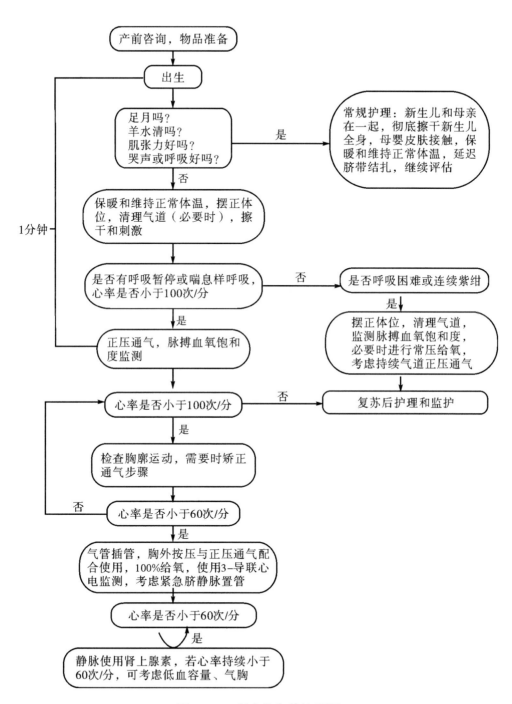

图 15-1 新生儿复苏流程图

注：摘自《中国新生儿复苏指南（2021 年修订）》。

二、婴儿及儿童心肺复苏

（一）适应证

适用于所有心脏呼吸骤停的婴儿和儿童。

（二）禁忌证

无绝对禁忌证，在下列情况下可不实施基础生命支持：①周围环境可能对施救者产生严重或致命的损害，且被抢救者无法移动。②被抢救者已经出现不可逆死亡的明显临床体征（如尸斑、尸僵、尸体腐烂等）。

（三）操作前的准备

（1）一旦发现患儿突然倒地并失去反应，应立即启动紧急医疗服务体系。

（2）如果现场存在危险因素，应迅速将患儿转移至安全地带，在保证施救者、患儿及其他人员安全的环境下进行心肺复苏。

（四）操作步骤

（1）评估环境。迅速评估抢救者和患儿是否安全。

（2）识别心搏骤停。检查患儿有无反应，用双手拍打患儿双侧肩部并呼唤患儿，观察患儿是否有反应。观察患儿是否有呼吸动作，无正常呼吸等同于无呼吸。判断患儿有无心跳，婴儿触摸肱动脉，儿童触摸颈动脉或股动脉，如不能在 10 秒内明确感觉到脉搏，则判断为无心跳。

（3）启动应急反应系统。呼救并寻求帮助。

（4）基础生命支持。没有自主呼吸，或仅有喘息样呼吸，没有脉搏，则需要进行心肺复苏术。

①胸外按压。将患儿摆放为平卧位，置于硬板床或地上。按压胸骨下 1/3 处。婴儿应单人使用双指按压法或使用双手环抱拇指按压法，儿童应使用单手按压或同成人按压。婴儿按压深度大约为 4 cm，儿童按压深度大约为 5 cm，青春期儿童按压深度至少 5 cm，最大不超过 6 cm。按压频率为 100～120 次 / 分。

②开放气道。采取仰头抬颏法，施救者一手置于患者的额头，轻轻使患儿头部后仰，另一手置于患儿的颏下，轻轻抬起，使颈部前伸，上气道得以打开。

③人工通气。采用口对口人工呼吸，1 岁以下婴儿应覆盖口和鼻吹气；1 岁以上的儿童，同成人人工呼吸法。人工呼吸后，观察患儿的胸廓起伏。每次吹气的时间不少于 1 秒。

④胸外按压与人工呼吸配合。胸外按压与人工呼吸的配合见表 15-3。

表 15-3　人工呼吸与胸外心脏按压的配合

施救人数	婴儿	儿童	青少年	建立高级气道
单人	30：2	30：2	30：2	胸外按压 100～120 次 / 分，每 2～3 秒给予 1 次人工呼吸
双人	15：2	15：2	30：2	

⑤除颤。在能够获得自动体外除颤仪或手动除颤仪的条件下进行除颤。

（5）并发症及处理。

①胸骨、肋骨骨折。按压的部位不正确或按压的力度过大可能会造成胸骨、肋骨骨折。因此，应选择正确的按压位置和合适的按压力度。

②气胸。可由胸骨或肋骨骨折所致。少量气胸可进一步观察，大量气胸则须进行闭式引流。

③血胸。如果胸骨、肋骨骨折损伤膈肌血管或较大血管，凝血功能差的患儿可引起活动性出血，出现低血压、出血性休克，需要输血、输液、闭式引流，甚至开胸探查止血。

④腹腔脏器破裂。按压的部位不正确或按压的力度过大可能会造成腹腔脏器破裂。因此，应选择正确的按压位置和合适的按压力度。

婴儿 / 儿童心肺复苏操作流程如图 15-2 所示。

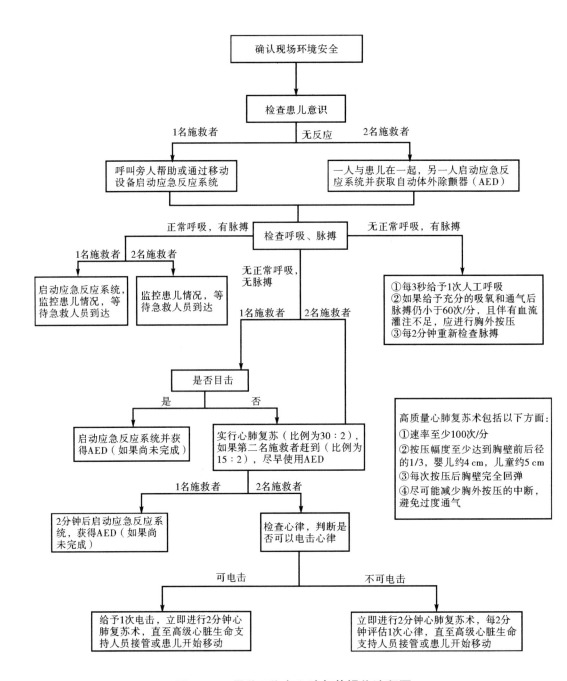

图 15-2　婴儿／儿童心肺复苏操作流程图

第二节　练习操作

（1）将学生分成两个队，每队以 2 ～ 3 人为一组，分别在模型上交替练习新生儿复苏和婴儿及儿童心肺复苏。

（2）带教老师进行巡回指导。

第三节　见习考核

每队自选一组进行考核，考核后带教老师进行点评。考核标准评分见表 15-4。

表 15-4　新生儿复苏技术考核评分标准

姓名：　　　　　学号：　　　　　班级：　　　　　　　　日期：

项目	内容及评分标准		满分	得分	备注
复苏前的准备（15分）	术者准备：洗手，戴口罩、帽子		1		
	采集围产期相关病史，如孕几周？几个胎儿？有哪些高危因素？		2		
	组成团队、职责分工，分析可能需要应对的情况		2		
	物品准备	预热辐射台，干毛巾 2 块	2		
		吸球或吸引器、吸痰管（10F 或 12F）	1		
		听诊器	1		
		开启血氧饱和度检测仪器	1		
		新生儿复苏囊、面罩（足月儿、早产儿）	1		
		喉镜（0#、1# 镜片）、气管插管导管（2.5号、3.0 号、3.5 号）	1		
		准备氧源	1		
		肾上腺素、生理盐水（10 mL、50 mL）、注射器（2 mL、5 mL、50 mL）	1		
	物品准备完成后戴手套		1		

续表

项目			内容及评分标准		满分	得分	备注
复苏过程（75分）	初步复苏		术者位置：站在新生儿的一侧或头部旁		1		
		评估	问4个问题：是否足月？羊水是否清？有无呼吸或哭声？肌张力好吗？		2		
		决策	需初步复苏		2		
		措施	保暖：将新生儿放在预热后的辐射台上		1		
	正压通气	措施	摆位：鼻吸气位，肩下放置小毛巾		1		
			清气道：用吸球或吸管（8/10F）吸引（＜10秒，负压80～100mmHg）		1		
			先清理口腔，再清理鼻		1		
			擦干全身，取出湿毛巾		1		
			刺激：摩擦背部或弹足底		1		
			重新摆正体位		2		
	矫正通气	评估	初步复苏30秒后，评价心率、呼吸		2		
		决策	气囊面罩正压通气，监测血氧饱和度		2		
		措施	气囊面罩正压通气	21%～30%氧（不接储氧袋）	1		
				选择合适型号的面罩	1		
				面罩边缘紧贴面部不漏气，确认气道密闭性	1		
				鼻吸位	1		
				吸呼比1：2	1		
				频率为40～60次/分	1		
			测量右手腕脉搏和血氧饱和度		2		

续表

项目			内容及评分标准	满分	得分	备注
复苏过程（75分）	矫正通气	评估	正压通气5次后，评估胸廓起伏	1		
		决策	需要矫正通气（MR）	1		
		措施	调整面罩，重新摆正体位	2		
		评估	MR后评估胸廓起伏	1		
		决策	继续矫正通气（SO）	2		
		措施	吸引口鼻，轻微张口	1		
		评估	评估胸廓起伏	1		
		决策	继续矫正通气	1		
		措施	增加压力	1		
		评估	评估胸廓起伏情况	1		
	气管插管及胸外按压	评估	矫正通气30秒后，评估心率、呼吸、血氧饱和度	2		
		决策	先进行气管插管、正压通气（1分），100%浓度氧正压通气（1分），然后进行胸外按压（1分），顺序错误扣1分	3		
		气管插管	合适的镜片	1		
			正确型号的气管导管	1		
			恰当的深度（7～8 cm）	1		
			插管方法正确	1		
			整个操作过程在20秒内完成	2		

续表

项目			内容及评分标准	满分	得分	备注
复苏过程（75分）	气管插管及胸外按压	正压通气	100%氧浓度	2		
			评估通气是否有效，观察胸廓有无起伏	2		
		胸外按压	位置正确（胸骨下1/3处，两个乳头连线的中点下方，剑突之上）	2		
			手法正确（拇指法）	2		
			深度合适（胸廓前后径1/3）	2		
			比例、频率合适（胸外按压与正压通气的比例为3：1）	2		
			放松时指尖或拇指不离开胸骨	2		
	药物	评估	正压通气60秒后，评估心率、呼吸、血氧饱和度	2		
		决策	继续进行胸外按压、气管插管、正压通气，气管内注入肾上腺素	2		
		措施	配制1:10 000肾上腺素0.5～1.0 mL/kg，并注入气管内	2		
		评估	继续进行胸外按压，正压通气60秒后，评估心率、呼吸、血氧饱和度	2		
		决策	停止按压，逐渐减少正压通气，根据血氧饱和度的目标值来调整给氧浓度	3		

续表

项目	内容及评分标准			满分	得分	备注
复苏过程（75分）	药物	措施	告知家属新生儿的现况，转NICU治疗	2		
复苏后的处理（5分）	继续评估和监测，观察呼吸是否持续平稳			1		
	保持体温（用干毛巾包裹）			1		
	通知相关科室做好转运至病房的准备			1		
	垃圾分类			1		
	洗手、记录			1		
整体印象（5分）	操作熟练、配合默契、动作轻柔各1分			3		
	人文关怀、注意保暖、态度和蔼各1分			2		
无菌原则	□未戴手套进行气管插管　□气管插管污染未更换 违反1次扣10分，违反3次以上该项操作记0分					
总分				100		

考官签名：　　　　　　　　考核日期：　年　月　日

第十六章　儿科临床实践的医学人文与医患沟通的技巧

【目的与要求】

（1）掌握医学人文的基本原则。

（2）掌握儿科临床实践的医患沟通技巧。

（3）熟悉儿科常见的医患关系问题及处理原则。

【地点】儿科病房、见习教室。

【学时】4学时。

【课前准备】在线学习《医学人文原则：医患沟通的基本原则和方法》。

【教具及要求】白大褂、临床操作知情同意书、住院证等。

【见习安排】

（1）回顾医学人文原则与医患沟通的基本原则和方法的相关知识。

（2）情景模拟及案例教学。

（3）见习考核。

第一节　医学人文原则与医患沟通的基本原则和方法

一、医学人文原则

（一）医德规范的基本内容

（1）救死扶伤，实行社会主义的人道主义。时刻为患者着想，千方百计为患者解除病痛。

（2）尊重患者的人格与权利，不分民族、性别、职业、地位、财产状况，对患者一视同仁。

（3）文明礼貌、举止端庄、态度和蔼，同情、关心和体贴患者。

（4）廉洁奉公，自觉遵纪守法，不以医谋私。

（5）为患者保守医疗相关信息，实行保护性医疗，不泄露患者的隐私。

（6）相互学习，相互尊重，团结协作。正确处理同行、同事之间的关系。

（7）钻研医术，严谨求实，奋发进取，精益求精，不断更新知识，提高技术水平。

（二）医学专业精神的3项基本原则

（1）患者利益优先。

（2）尊重患者的自主权。

（3）促进社会医疗资源的公平性。

二、医患沟通的基本原则和方法

（一）医患沟通的基本原则

（1）以人的健康为本。应对现代医学模式的转变，以满足人身心健康的需求为价值取向。医患沟通的主要目的是为患者提供更多的人文关怀，促进患者身心健康。

（2）维护患者的权益。医患之间传递的一系列重要信息，有助于保护患者的平等医疗权，疾病认知权，知情同意、选择权，个人隐私权，医疗赔偿权，监督医疗过程权及免除一定社会责任和义务的权力，等等。

（3）注重诚信行医。诚信是医患沟通的基础和前提。医务人员应诚实守信，才能主动赢得患者的信任。

（4）尊重医学科学。医务人员应把握好尊重医学科学与实施人文关怀的尺度，秉持科学精神，理性传达医学科学信息。

（5）有效地表达信息。医务人员可通过肢体（行为）语言、口头语言、书面语言和环境语言，传达医学科学信息，展现医务人员救死扶伤的态度和医学人文精神，帮助患者选择最有利的诊疗方案。

（6）建立密切的医患合作关系。医患沟通和诊疗过程需要密切的合作，医务人员应主动与患者沟通，耐心倾听患者的诉求，让患者参与医疗决策的过程，最大限度地争取患者的配合。

（二）医患沟通的方法

（1）倾注医学人文善意。医务人员的言行应规范、友善，向患者表达诚意与负责的态度，让患者感受到温暖和尊重，使患者具有安全感。

（2）规范医务人员的职业语言。医务人员的语言应专业规范、通俗易懂，向患者恰当描述医疗服务的风险性和不确定性。

（3）增进医患的真挚友情。医务人员可主动与患者及其亲属沟通交流，适时闲聊能催化医患之间的真挚友情。遇到患者情绪失控时，医务人员必须自我控制情绪，谅解或及时化解患者的过激言行，同时也要防止与患者过度的友情交往，保持理性和冷静。

（4）重视患者的利益人。一般而言，患者亲属是患者的直接利益人。患者对亲属的忠诚信任度最高，受亲属的影响最大。医务人员应高度重视患者利益人的作用，并与其密切合作，争取患者对诊疗措施的积极配合。

（5）关注患者的文化背景。针对不同地域、民族、宗教文化的患者，采用不同的沟通方法和技巧，以便达到更好的效果。

（6）积极与媒体沟通。运用现代媒体的力量，树立医院正面的形象，开展医学科普宣传活动，产生最广泛的医患沟通效果。

（7）形成书面沟通信息。医务人员应把临床医患沟通的重要内容以书面形式记录下来，并妥善存档。

三、儿科医患沟通

（一）儿科医患沟通要点

（1）与患儿沟通的要点。根据不同患儿的特点进行沟通。对待婴儿，医务人员需要细致观察婴儿的病情，检查时动作轻巧，适当使用语音和抚触安慰；对待幼儿，医务人员语气应温和、检查时动作轻柔，逐步接近幼儿，消除幼儿的陌生感和恐惧感；对待学龄前的患儿，可通过玩具和游戏的方式，使他们尽快适应陌生的医院环境，更好地配合治疗；对待学龄期的儿童，应关注他们的心理变化，夸奖、鼓励和尊重他们，并进行恰当的引导，帮助他们疏解因疾病产生的不良情绪；对待病情危重的儿童，应耐心观察并满足他们合理的需求，使他们安静且配合治疗；对待恢复期的儿童，可在其家属的协助下，使儿童保持心情愉悦，为儿童安排适当的活动，促进疾病的恢复。

（2）与患儿家属沟通的要点。医务人员应有针对性地给予患儿家属与疾病相关的医学和健康知识教育。在沟通中应告知家属治疗的目的、必要性、治疗中的风险、可替代的备选方案等。医务人员应换位思考，尊重患儿家属的情感体验、意愿及知情选择权，争取获得患儿家属的配合，营造适宜儿科医患沟通的环境，达成有效的医患沟通。

（二）儿科医患沟通的常见问题及应对方法

（1）患儿家属不是患儿的父母或法定抚养人。关于儿童的医疗决策常需要儿童的父母（法定抚养人）签署知情同意书。当患儿的父母（法定抚养人）不能到场签署同意书时，受委托人应取得患儿父母（法定抚养人）书面签署的授权委托书。

（2）患儿家属对治疗的效果提出质疑时，医务人员应向其解释医学诊疗具有不确定性，医院会尽最大努力为患儿争取最好的治疗效果。

（3）患儿家属要求高级别医生亲自诊疗时，医院应向其解释患儿的诊疗决策是由诊疗小组共同制定的，每个诊疗小组都有高级别医生主持工作和负责，且诊疗小组内各级医生分工明确、各司其职，能够更好地为患儿服务。

第二节　情景模拟及案例教学

一、案例一

（一）病历摘要

患儿王某，女，4岁，因"咳嗽气促，胸痛6天"入院。患儿6天前曾因咳嗽在医院门诊就诊，给予口服药物治疗。入院时气促，口唇轻微紫绀，伴有右侧胸痛，阵发性咳嗽。完善胸片检查，提示右侧有中等量胸腔积液。

（二）沟通要求

（1）交代病情并签署知情同意书。学生作为住院医师与患儿家属进行沟通。根据病情需要，患儿目前需要进行胸腔穿刺术，以明确诊断并缓解呼吸困难症状，必要时还需进行胸腔闭式引流术。请用通俗的语言向家长交代操作的必要性和可能存在的风险，征求患儿家属的同意，并让患儿家属签署知情同意书。

（2）应对患儿家属提出的质疑与要求。如家属可能会问"孩子在门诊的时候没有这么严重的，怎么越治越严重呢？""你这么年轻，能做好胸腔穿刺术吗？我要求你们主任来做。""我签了同意书，是不是出了什么事你们就不用负责了？"。

（三）患儿及家属的心理状态及行为分析

（1）患儿的心理及行为特点。学龄前的患儿，因疾病出现咳嗽、气促、胸痛、缺氧等痛苦的症状，在医院陌生的环境下接受各种检查甚至接受有创性的诊疗措施，造成患儿恐惧、孤独、无助，可能出现哭泣、暴躁、反抗或安静躲避等退缩行为。

（2）患儿家属的心理及行为特点。如果患儿出现比较紧急的病情，医务人员来不及对诊疗进行充分的解释，患儿家属可能在焦虑、紧张、担忧等情绪的基础上，产生不信任感，要求高级别的医生进行当面解释或诊疗，甚至可能出现过激的言语、行为，拒绝进一步诊疗或要求转院治疗等。

（四）沟通要点和分析

（1）交代病情。交代病情前应先核对患儿家属的身份，主动介绍自己的身份。真实、准确地表述医学诊断有助于安抚和缓解患儿家属的焦虑情绪。医务人员在交代病情时，应充分解释导致患儿出现气促、胸痛等症状的原因是右侧有中等量的胸腔积液，实行胸腔穿刺术能够缓解因胸腔积液产生的气促、紫绀、胸痛等症状，对取出的积液进行检查可以进一步明确病因。

（2）说明胸腔穿刺术的方法、可能出现的并发症及处理措施，同时解释穿刺的部位，以及穿刺的损伤、胸膜反应等并发症的处置。

（3）安抚和化解患儿家属的焦虑情绪，应对其诉求。医务人员专业和镇定的回答有助于安抚患儿家属。对于患儿家属合理的诉求，可给予人道主义关怀；对于不合理的诉求，也应做好沟通解释的工作，尽量争取患儿家属的配合。

二、案例二

（一）病历摘要

患儿李某，女，8岁，因"血小板降低1周，发现皮肤出血点2天"入院。查体：生命体征平稳，精神反应尚可，四肢躯干皮肤有散在出血点，压之不褪色，浅表淋巴结无肿大，呼吸平稳，心肺听诊无异常，腹部平软，肝脾肋下未及，腹部无压痛及包块，肠鸣音正常。四肢活动好，关节无畸形及红肿。神经系统检查阴性。

（二）沟通要求

（1）交代病情并签署知情同意书。学生作为住院医师与患儿家属进行沟通。根据患儿的病情，需要进行骨髓穿刺术以明确诊断。请用通俗的语言向患儿家属交代操作的必要性、重要性和可能存在的风险，征求患儿家属的同意，并让患儿家属签署知情同意书。

（2）应对患儿家属提出的质疑与要求。如家属可能会问"孩子血小板已经低了，还要抽骨髓，那不是要孩子的命吗？""不做骨髓穿刺术，给我们做更高级的检查，比如核磁共振，费用多贵都没关系。""这个同意书我就不看了，我完全相信你们，我直接签字就行。"。

（三）患儿及家属的心理状态及行为分析

（1）患儿的心理及行为特点。如果学龄期的患儿出现病症的病因尚未完全明确，需要接受有创性的诊疗措施，患儿可能出现担忧、害怕等情绪，希望得到医护人员的安慰。

（2）患儿家属的心理及行为特点。患儿的病因尚不明确，如果血小板进一步降低可能会危及健康，对骨髓穿刺术产生排斥心理。以上因素可导致患儿家属焦急、烦忧，对医护人员不信任。

（四）沟通要点和分析

（1）交代病情。交代病情前应先核对患儿家属的身份，主动介绍自己的身份。解释导致患儿出现血小板减少的可能原因及进行骨髓穿刺术的必要性和作用。

（2）说明骨髓穿刺术的方法、可能出现的并发症及处理措施，同时解释穿刺的部位、操作方法，以及可能导致穿刺损伤的处置。

（3）安抚和化解患儿家属的焦虑情绪，应对其诉求。如说明骨髓穿刺术加骨髓细胞学检查仅需取出患儿少量的骨髓，不会威胁患儿的生命，且检查结果能够帮助明确血小板减少症的病因，排除白血病等疾病，具有核磁共振所不能替代的作用。同时，向患儿家属解释医学上的检查不是越贵越好，应选择适合患儿病情需要的检查。知情同意书是医疗活动中重要的法律文书，患儿家属签署之前应该仔细阅读相关条款，在充分理解条款内容的基础上签署个人真实的意见。

第三节　见习考核

一、情景模拟考核

选取一个模拟案例，由见习学生进行医患沟通（时间限定为 10 分钟）。标准化家属可由其他学生担任。带教老师和其他同组同学根据医患沟通情景模拟评分表（见表 16–1）进行评分。

（一）考核案例一

（1）病史摘要。患儿李某，女，4 岁，因"浮肿、尿少半月余"入院。患儿入院时颜面及四肢浮肿，尿少，伴有泡沫尿。完善检查后考虑为肾病综合征，需要口服激素治疗。

（2）沟通要求。根据病情需要，患儿目前应进行口服泼尼松治疗。请用通俗的语言向家属交代治疗的必要性及可能出现的药物副作用等不良反应，征求家属的同意，并让家属签署知情同意书。

（3）标准化家属提问词。如果见习学生未核对家属的身份，则以亲戚的身份进行以下话语的提示"我需要跟孩子的父母商量一下""你这么年轻，能给孩子治疗吗？""孩子的肾已经有问题了，还要用激素，不会更加严重吗？""听说激素会导致早熟，我们的孩子还这么小，没有其他的办法吗？""有没有什么办法避免你说的这些药物副作用发生呢？"。如果时间进行到 8 分钟，见习学生仍然没有提到签署知情同意书，则给予提示："那你赶紧给孩子开药，还需要我们干什么吗？"

（二）考核案例二

（1）病史摘要。患儿覃某，女，4 岁，因"发热、咳嗽 4 天，加重伴胸痛半天"在急诊就诊。患儿 4 天来反复高热，体温 39.5 ℃，伴阵发性咳嗽，有痰咳出，无抽搐，无呕吐、腹泻等不适，口服用药 2 天后症状无好转。完善胸片检查，提示右肺中叶大叶性肺炎、肺不张。

（2）沟通要求。见习学生作为住院医师与家属进行沟通。根据患儿的病情，需要住院治疗，为了进一步明确诊断，使患儿得到及时治疗，必要时需行支气管镜检查。请用通俗的语言向家属交代住院的必要性及可能存在的风险，征求家属的同意并开具住院证，请家属在住院证上填写家属的个人信息。

（3）标准化家属提问词。如果见习学生未核对家属的身份，则以亲戚的身份进行以下话语的提示"我需要跟孩子的父母商量一下""不住院不行吗？我们就在门诊打针治疗？""我们觉得住院不方便，吃和住孩子可能都不习惯。"。如果时间进行到 8 分钟，见习学生仍然没有提到开具住院证，则给予提示："那你赶紧给孩子安排床位吧。"

表 16-1　医患沟通情景模拟评分表

项目	评分项目	分值	扣分	备注
开始阶段（10分）	自我介绍			
	确认家属的身份			
	仪表、仪容			
沟通内容（40分）	基本病情介绍			
	准确、清楚地表达题目中要求的内容			
	阐明进一步诊疗的必要性或病情变化			
	阐明进一步诊疗的风险或病情的变化			
	阐明不同意或不配合诊疗的相关风险			
	请家属签署知情告知书或知情同意书			
	其他			
	语言技巧			
	非语言沟通能力			
医德医风（5分）				
沟通效果（15分）	应变能力			
	控制和判断能力			
	时间的掌握			
	沟通对象的感受			
综合评分（5分）				
合计				

二、教师点评及总结

带教老师根据见习学生的表现进行评价，表扬其优点，并指出不足之处。强调儿科医患沟通时医护人员的正确态度、方法和技巧。

参考文献

[1] 王卫平，孙锟，常立文.儿科学 [M].9 版.北京：人民卫生出版社，2018.

[2] 胡亚美，江载芳，申昆玲，等.诸福棠实用儿科学 [M].8 版.北京：人民卫生出版社，2015.

[3] 李辉，季成叶，宗心南，等.中国 0 ～ 18 岁儿童、青少年身高、体重的标准化生长曲线 [J].中华儿科杂志，2009，47（7）：487-492.

[4]《中华儿科杂志》编辑委员会，中华医学会儿科学分会儿童保健学组 .0 ～ 3 岁婴幼儿喂养建议（基层医师版）[J]. 中华儿科杂志，2016，54（12）：883-890.

[5] 中国营养学会膳食指南修订专家委员会妇幼人群指南修订专家工作组 .6 月龄内婴儿母乳喂养指南 [J].临床儿科杂志，2016，34（4）：287-291.

[6] 中华预防医学会儿童保健分会 .婴幼儿喂养与营养指南 [J].中国妇幼健康研究，2019，30（4）：392-417.

[7] 中华医学会儿科学分会儿童保健学组，中华医学会围产医学分会，中国营养学会妇幼营养分会，等 .母乳喂养促进策略指南（2018 版）[J].中华儿科杂志，2018，56（4）：261-266.

[8] 姜保国，陈红 .中国医学生临床技能操作指南 [M].3 版.北京：人民卫生出版社，2020.

[9] 中华预防医学会 .儿童轮状病毒胃肠炎免疫预防专家共识（2020 版）[J].中华实用儿科临床杂志，2021（1）：2-13.

[10] 中华医学会儿科学分会心血管学组，中华医学会儿科学分会风湿学组，中华医学会儿科学分会免疫学组，等 .川崎病诊断和急性期治疗专家共识 [J].中华儿科杂志，2022，60（1）：6-13.

[11] 中华医学会儿儿科学分会免疫学组，《中华儿科杂志》编辑委员会 .儿童过敏性紫癜循证诊治建议 [J].中华儿科杂志，2013，51（7）：502-507.

[12] 中国新生儿复苏项目专家组，中华医学会围产医学分会新生儿复苏学组 .中国新生儿复苏指南（2021 年修订）[J].中华围产医学杂志，2022，25（1）：4-12.